KB231661

저분자 수용성 키토산의 파워

암을 다스리는 기적의 치유법

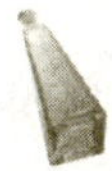

감수자 · 케이 세이헤이

지은이 · 카와키 나리카즈

옮긴이 · 민병수

가림출판사

암을 다스리는
기적의 치유법

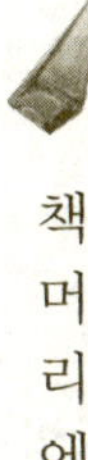

● 근래에 SARS(신형 폐렴)가 맹위를 떨치며 세계적인 공황을 야기했습니다. 그것이 이 정도로까지 사람들의 관심을 불러일으켰던 이유는 죽음과 이어지는 병이었던 것도 한 가지 요인이었을 것입니다.

그런데 죽음과 직결되는 병이라고 하면 뭐니뭐니 해도 암입니다. 그것을 나타내듯이 일본인 사망자 3명 중 1명이 암으로 인해 사망하며 의학 통계에 의하면 2010년에는 매년 50만 명이 암으로 사망할 것이라고 예측되고 있습니다. 그렇게 되면 가까운 장래, 일본인 3명 중에 2명의 사인(死因)이 암이라는 계산이 나옵니다.

구미화(歐米化)된 식사, 환경 문제, 스트레스, 지나친 흡연, 음주 과다 등 현대 사회에는 암을 유발하는 요인이 넘쳐나고 있습니다. 그렇지만 의학적으로 명확하게 효과가 증명된 암의 특효약은 아직도 개발되지 않았습니다.

현재 암을 치료하는 대표적인 방법으로서 들 수 있는 것은 수술 요법, 화학 요법, 방사선 요법 등입니다. 확실히 이러한 치료법은 암 세포에 큰 손상을 끼칩니다. 그러나 다른 한편으로는 환자 자신도 큰 손상을 입게 된다는 측면이 있습니다.

그와 같이 가로막힌 암 치료 중에서 주목받는 것이, 인간이 본래 선천적으로 가지고 있는 '자연치유력(自然治癒力)'을 높이는 면역요법입니다. 그것을 위한 다양한 건강식품이나 자연요법이 모색되어 왔는데, 그중에서도 자연치유력에 파워를 주는 물질로서 기대되는 것이 '키틴 키토산(Chitin and chitosan)'입니다.

지금까지 우리는 1998년에 『암은 왜 치유되었는가!』, 1999년에 『신(新) 암은 왜 치유되었는가!』라는 2권의 책을 출간하여 그 서적들 속에서 암의 진정한 모습, 예방법, 치료법 등을 해설하였습니다. 그리하여 수용성 키토산으로 '암이 작아졌다, 사라졌다', '전이·재발이 없어져 회복되었다', '항암제·방사선의 부작용을 억제했다', '아픔이 완화되었다'라는 체험담을 소개하여, 두 권 다 모두 대단한 호평을 받았습니다.

그리고 이번에 그와 같은 귀중한 데이터와 체험담에 새로운 내용을 더하여 한층 더 충실하게 만들었습니다. 본서의 타이틀 『암을 다스리는 기적의 치유법』이 나타내듯이 이 책에서는 암을 극복하기 위한 결정적인 내용을 제시합니다.

한 번 읽어 보시면 '암은 낫는다!' 가 상식임을 이해하실 수 있을 것입니다. 또 그렇게 되기를 바라고 있습니다.

카와키 나리카즈(河木成一) 선생님은 이학 박사이기도 하며, 수용성 키토산을 한 가지 연구 테마로 하여 오랜 세월에 걸쳐 연구해 오셨습니다. 이 책에는 현대 의학에 요구될 필요 불가결한 요소가 응축되어 있습니다. 환자분 본인이나 그 가족분은 물론, 의학 관계자분도 그 시사하는 바를 부디 이해해 주시기를 바랄 따름입니다.

감수자 케이 세이헤이(景世兵)

차
례

암에 걸리는 원인

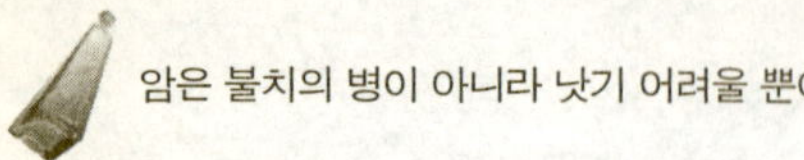

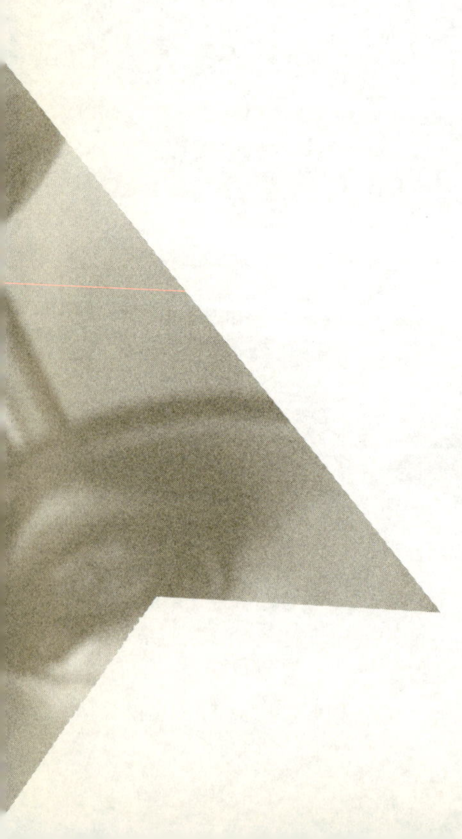

암은 불치의 병이 아니라 낫기 어려울 뿐이다

암 선고, 당황하지 말고 **알아 두자**

　　일본인 2명 중에 1명이 암에 걸리는 지금, 누구나 암에 대한 상식은 가지고 있어야 한다. 왜 암에 걸리는가? 암은 나을 수 있는가? 암의 특효약은 있는가? 암과 다른 병은 어떻게 다른가? 암은 예방할 수 있는가? 암은 전염되는가? 암을 치료하는 방법에는 어떤 것이 있는가? 그 효과는?

　만약 암이라고 선고받은 분, 혹은 그 가족분들은 먼저 다음 두 가지를 알고 있어야 한다.

　그 첫째는, 암은 불치의 병이 아니라 다만 낫기 어려울 뿐이며, 이 책에 소개된 분들처럼 자신을 가지면 극복할 수 있는 병이다. 즉 암은 나을 수 있다는 것이다.

　암에 걸린 사실을 알면, 극도의 불안감이 엄습할 것이다. 특히 '여생 몇 개월'이라는 말을 들으면 '암 = 죽음'이라는 이미지가 너무나도 강하여, 죽음의 공포와 정신적인 고뇌로부터 회복할 수 없을 때가 많다. 누구나 죽음에 대하여 공포심을 가지고 있는 법이다. 하지만 암과 죽음은 직접적인 관계가 없으며, 생활습관을 철저히 관리하고 과학적이면서 종합적인 치료법을 강구하면 '암은 반드시 낫는다!' 는 것은 확실하다.

이 책 속에 그 실제 사례가 많이 있다. 무엇보다도 본인과 가족 및 주위 분들이 암을 이겨내기 위한 신념을 가지는 것이 중요하며, 그것이 최선의 항암제이다.

둘째는 암을 선고받았다고 해서 무턱대고 수술이나 항암제, 방사선 치료를 받을 필요가 없다는 것이다. 지금 암이 발견되었다고는 하지만 그것은 이미 20년 이상 몸에 있던 것이다. 때문에 상당히 큰 영향을 끼칠 것은 당연할 것이다. 하지만 1주일 혹은 1개월이 지나면 곧바로 나빠진다고 생각할 필요는 없다. 우선 지금까지의 암에 대한 고정관념을 깨고 '왜 암에 걸렸는가?', '어떻게 하면 암을 극복할 수 있는가?' 이 두 가지 문제에 대하여 냉정하게 생각한 다음, 주치의와 잘 상담하여 최선의 치료방법을 강구할 것을 권한다.

성급한 수술이나 항암제 투여, 혹은 방사선 치료가 오히려 생명을 단축시키는 경우도 많이 있다. '왜 암에 걸렸는가?', '어떻게 하면 암을 극복할 수 있는가?' 부터 생각하고 나서 치료를 받도록 하는 것이 좋다.

왜 암에 걸렸는가?

우선 암은 유전자의 병이라는 사실을 기억해야 한다. 원래 정상적인 세포였던 것이, 모종의 자극을 받음으로써 유전자에 돌연변이가 일어나 정상 세포가 암 세포로 바뀌어 비정상적으로 분열하고 증식한 것이다. 암 세포는 '한 개가 두 개로, 두 개가 네 개로, 8, 16 …' 이런 식으로 무한히 증식해 간다.

이것이 기본적인 메커니즘이다. 하나의 암 세포라면 암을 억제하는 유전자나 면역 기능이 작용하여 그것을 쫓아내버리지만, 어느 때에는 단번에 암 유전자의 우세가 시작되어 암 세포를 잇달아 만들어 가기도 한다. 그 때 유전자에 돌연변이를 일으키게 하는 물질이나 소인(素因)을 유인요소라고 부른다. 그러면 도대체 유인요소의 종류에는 어떤 것이 있을까?

담배를 대표적으로 하여 공장이나 자동차가 뿜어내는 유황산화물이나 질소산화물, 식품첨가물, 각종 약물, 스트레스, 방사성 물질, 고압 전자파, 과산화 지방질, 농약, 세제에 포함되는 노닐페놀(Nonylphenol), 플라스틱 계통의 성분인 비스페놀 A(Bisphenol A)나 프타산 에스테르 (Phthalic acid esters), PCB, 다이옥신, 나아가서는 수돗물에 포함되는 트리할로메탄(Tri-halomethan), 그리고 활성산소 등 헤아릴 수 없이 많은 발암물질이나 발암요소에 둘러싸인 채 우리는 살아가고 있다.

그 외에도 체내에서 생리활성을 침식하여 암의 발생원인이 되는 담즙산이나 콜레스테롤, 호르몬, 지방, 요소 등도 빠뜨릴 수 없는 발암요소이다. 또 유전되는 체질도 크게 관계하고 있다고 한다. 실제로 직접적인 원인이 무엇인지는 알 수 없지만, 앞으로의 생활 속에서 다음의 암 유인 요소에 주의하는 일은 암의 예방과 치료 및 재발 방지에도 대단히 큰 도움이 될 것이다.

⦀ 식품첨가물 - 부자연스럽고 너무 선명한 색은 위험하다!

방부제, 착색료, 발색제, 표백제, 산화방지제가 통조림, 스낵 과자, 크림 빵, 시판 국수, 캔 음료수, 식육류 등의 가공 식품 등에 포함되어 있다. 이러한 것을 덜 섭취하는 것이 좋다.

⦀ 환경오염 물질

- 환경 호르몬, 다이옥신 류(쓰레기를 연소함으로써 산출됨)
- 카드뮴, 자동차의 배기가스, 공장폐수로부터 흙 속이나 식물에게

침투됨

- 벤조피렌(Benzopyrene) - 디젤 자동차로부터 방출됨
- PCB - 도료, 농약, 플라스틱에 사용되어 대기, 흙, 바다를 오염시킴
- 클로로포름(Chloroform) - 의약품, 위생재료에 사용되어 하천, 흙을 오염시킴. 살충제, 제초제 및 화학 비료 등

그러한 환경오염 물질이나 환경 호르몬은 물, 공기, 먼지 및 음식 등을 경유하여 몸 안에 축적되다가, 어느 농도 이상이 되면 암을 유발한다. 일상생활 속에서 이러한 물질이 체내에 침입하지 않도록 하기란 거의 불가능한 일이다. 그보다는 체내에 쌓인 이러한 유해 물질을 배출하는 일이 중요하다.

수돗물에는 트리할로메탄, 트리크롤로에틸렌(Trichloroethylene), 염소, 염소산화물 등의 발암성 물질이 포함되어 있다. 미국에서는 트리할로메탄이 들어간 수돗물을 마시는 사람이 우물물을 음료수로 마시는 사람보다 장암·방광암의 발생률이 15%나 더 높다는 사실이 발표되기도 했다.

생활용품 중에도 발암성의 물질이 많이 있다. 가령 화장품, 비누, 방취제, 화장실 용품, 세제, 잉크, 도료, 위생재료, 식품 포장물, 청량 음료수, 살충제, 염료 등에 사용되는 나프탈렌, 클로로포름, 사염화탄소, 에틸렌 글리콜(Ethylene Glycol) 등등의 물질에도 발암성이 있다는 사실이 증명되고 있다.

⫴ 흡연

1990년대 중반에 '폐암에 의한 사망률은 담배 연기, 대기오염 또는 그 쌍방에 의해 유래하는 3·4-벤트피렌이라는 발암물질에 노출되는 양과 정확하게 비례한다'는, 담배와 발암(특히 폐암)에 관한 엄청난 역학 조사와 연구결과가 보고되었다. 흡연자가 암으로 사망하는 비율은 비흡연자의 약 6배나 되고, 담배를 하루에 40개피 이상 피우는 남성의 사망률이 비흡연자의 60배나 된다는 연구결과도 있다.

흡연에 의해 800℃ 전후로 연소되는 연기에는 약 1500종류의 물질이 포함되어 있어, 니코틴을 비롯한 타르(Tar) 중의 인돌(Indole), 벤조피렌, 에테르, 에스테르(Ester), 여러 종류의 중금속 등 발암물질이 무수히 존재한다. 담배 연기는 '대기오염의 축소형'이라고 해도 과언이 아니다. 폐암 발병원인의 70%가 담배라고 한다.

또 흡연 중에 들이마신 CO(일산화탄소)는 체내에서 적혈구와 강력하게 결합되어(산소와 적혈구 결합력의 250배), 몸 안의 60조 개의 모든 세포를 만성적인 산소 부족 상태에 빠뜨려 발암의 중요한 소지를 만든다고 생각할 수 있다. 흡연이 암의 유발인자임은 틀림없다. 흡연자만이 아니라 주위 사람들에게도 암 유발인자를 줄 우려도 있다.

⫴ 지방

고지방 식품을 너무 많이 섭취하면 담즙의 분비를 왕성하게 하여 그 결과, 담즙산이 장내 세균에 의해 발암물질로 변화한다. 유방암, 난소암, 자궁암 등 여성 특유의 암이나 대장암의 발생률이 지방 섭취량과 비례한다는 사실이 면역학적으로 밝혀져 있다. 지방은 혈액 중의 불활성형 여성 호르몬을 활성형으로 바꾸어 유방암을 촉진시킨다고 간주한다. 젊었을 때의 과다한 지방 섭취가, 중년 이후의 유방암을 증가시키는 주된 요인이라는 사실은 확실하다.

또 남성의 전립선암은 남성 호르몬의 과잉으로 유발된다. 과다하게 섭취한 지방은 남성호르몬을 과잉생산하는데 이것은 곧 전립선암으로 이어진다.

⦀ 식염

식염은 '위암의 원인이 된다' 는 설도 있다. 하지만 식염 그 자체에 발암성은 없다. 단지 식염 농도가 높으면 위벽을 녹여서 위의 저항력을 약화시키는데 그 때 니트로소아민(Nitrosoamine) 등의 발암물질이 들어오면 암에 걸리기 쉽다. 염분이 강한 음식을 멀리 하는 일은, 특히 위암의 예방과 치료에 도움이 되므로 저염분의 식사를 하도록 노력하자.

⦀ 호르몬

체내의 물질인 호르몬도 암의 유발요인이 된다는 것이 현대 의학에서 증명되었다. 1937년 라카사그네 박사는 쥐에 에스트로겐(Estrogen, 여성

호르몬)을 주사하여 유방암을 발생시켰는데, 이것은 체내에 상주하는 물질에 의해 암을 일으키는 최초의 실험이었다. 그 후 많은 실험으로 여성 호르몬이 유방암, 난소암, 자궁암의 유발요인임을 알게 되었다.

경구피임약인 필(Pill)에 프로게스테론(Progesterone)이나 에스트로겐 등의 여성 호르몬이 포함되어 있는데, 특히 필에는 암 유발요인이 많이 들어 있다. 미국에서는 돼지나 소를 기를 때, 디에틸스틸베스트롤(Diethylstilbestrol)이라고 하는 합성 여성 호르몬제를 투여하기 때문에 고기에 여성 호르몬이 많이 남아 있다. 그것을 먹은 미국 남성의 생식능력은 저하되고 여성의 유방암 발생의 한 가지 요인이 된다고 한다. 남성 호르몬의 과잉은 전립선암의 원인 중 하나라는 사실도 의학적으로 증명되었다.

호르몬과 관계가 있는 콜레스테롤도 암의 유발인자이므로 지방질, 콜레스테롤의 수치가 높은 분에게는 암 예방을 위해서 저 콜레스테롤 식사를 권한다. 또 호르몬제가 남용되는 현실에서 호르몬이 소량이라도 남아 있을 가능성이 있는 육류를 피하는 것은 암 예방에도 좋고 치료에도 도움이 된다.

▓ **방사선**

방사선이 X레이에 이용된 지 얼마 되지 않은 1902년에 방사선 때문에에 33세 X레이 기사의 오른손에 암이 발생한 일, 방사선과의 의사가 다른 과 의사보다도 5년 정도 목숨이 짧았던 일, 또 히로시마(廣島)와 나가사키(長崎)의 피폭자가 백혈병을 비롯한 암에 걸리는 비율이 높았던 사실 등으로 방사선의 피폭이 발암에 큰 영향을 끼친다는 것이 밝혀졌다. 바륨(Barium)을 마시고 실시하는 위장투시검사에 사용하는 방사선에 의해 연간 수백 명이 백혈병 및 그 외의 암에 걸린다고 주장하는 의사도 있다.

방사선은 암의 치료에도 이용되고 있지만, 암의 유발인자이기도 하다. 치료 때문이라고 해도 자주 방사선을 쬐는 것은 위험하다. 또 수입 식품에 발아억제, 살균방부를 위해 방사선 조사(照射)를 실시하는 경우도 있다. 이러한 식품을 빈번히 먹으면 체내에 방사성 물질이 축적되어 암을 유발하는 원인이 된다.

▓ **의약품**

여러 가지 약이 개발된 지금 특히 화학 합성 약제나 생화학제재 등의 일반 약도 그 대부분은 발암성이 있다고 한다. 특히 항암제의 상당수는 발암제이기도 하다. 합성 항암제, 항생물질의 항암제에도 발암성이 확인된 것은 많다. 예를 들어, 실제로 암 치료에 일반적으로 이용되는 마

이트마이신 C(Mitomycin C), 다우노마이신(Daunomycin), 사이클로포스
파마이드(Cyclophosphamide), 부스판(Busulfan), 5 FU, 6 MP… 이러한
모든 것에 '발암성이 있다' 고 한다.

또 루이 박사는 '1987년에 류머티스, 만성 신장염, 만성 간염, 궤양성
대장염, 특발성 혈소판 감소성 자반병 등의 자기면역성 질환을 6 MP,
아자치오프린(Azathioprine), 사이클로포스파마이드 등의 면역억제제를
이용하여 치료한 후 급성 백혈병, 피부암을 비롯하여 여러 종류의 암이
발생했다' 는 사실을, 여러 종류의 데이터를 모아 발표하였다. 실제로 암
치료의 부작용, 혹은 2차 암은 지금 몹시 문제가 되고 있다.

일본의 후생성(厚生省, 현재 후생 노동성(厚生厚生省))의 백혈병 연구반
의 조사에 의하면, 백혈병이나 악성 임파종, 유방암, 위암 등의 암에 걸
려서 항암제 치료를 받고 치료가 끝났다고 인정되는 사람 중, 약 2%의
사람에게 치료가 원인인 백혈병이 발생하고, 그 중의 절반에 가까운 환
자가 2차 암의 치료를 시작한 지 10개월 내에 사망했다고 한다.

▥ 바이러스

EB바이러스 - 중앙 아프리카에서 아이의 턱에 발생하는 버킷 임파종
(Burkitt lymphoma, BL)

HPV(인유두종 바이러스, human papillomavirus) - 자궁경부암, 음경암,
일부의 피부암

HTLV-1(1형 성인 T세포 백혈병 바이러스) - 성인 T세포 백혈병

HBV(B형 간염 바이러스) - 간장암

HCV(C형 간염 바이러스) - 간장암

등이 인간의 암을 만드는 바이러스로 알려져 있다.

‖ 알코올

예방암학(予防癌學)의 대가인 일본의 전 국립암센터연구소 면역학 부장인 고(故) 히라야마 타케시(平山雄) 박사에 의하면, 비음주자보다 음주자가 암으로 사망하는 비율이 높다고 한다. 음주자는 특히 구강암, 식도암, 간장암, 전립선암, 방광암, 대장암의 발생률이 높다는 사실이 통계적으로 증명되었다.

암에만 한정해 보면, 확실히 음주자는 암에 걸릴 위험성이 높다고 말할 수 있다. 하지만 적당한 음주는 동맥경화를 예방하는 HDL 콜레스테롤을 증가하게 하는 작용을 하기도 한다.

그러나 비만인 사람이나 과도한 흡연자가 음주를 과하게 하면 발암확률은 보통 사람의 몇 배나 된다. 음주습관이 있는 사람은 자신의 몸상태를 살피면서 적당한 양을 즐기는 것이 건강에 좋을 것이다.

피부암은 피부가 태양광선에 노출되어 발생한다고 발표된 후, 자외선과 피부암의 관계가 특히 주목받아 왔다. 자외선을 흡수하는 멜라닌 색소가 적은 백인에게 피부암이 많은 것도 사실이다. 스트레스, 커피, 강한 전자파, 발효 식품, 곰팡이류 식품, 훈제 식품, 불에 탄 음식 등도 암의 유발원인이 된다고 한다.

이상과 같은 발암물질이나 발암인자가 세포를 자극하여 암 유전자를 깨어나게 함으로써 암이 발생한다는 것이 현대 의학이 말하는 암의 발병 원인이다. 발암물질이 몇 년에 걸쳐 세포를 자극하면 세포의 대사(생활 현상)가 장애를 받고 그 결과, 세포로부터 중간 대사 산물, 즉 산성 독물, 중분자 독물 등의 노폐물이 생겨, 혈액을 오염시키는 것이 발암요인이다. 따라서 암을 예방하거나 혹은 고치려면, 혈액을 깨끗하게 해주는 일이 제일 효과적이다. 더러워진 혈액은 암 뿐만이 아니라 생활습관병은 물론, 만병의 근원이라는 사실을 염두에 두어야 한다.

암의 치료와 문제점

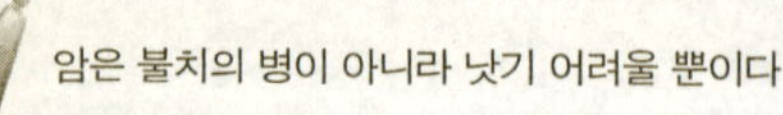
암은 불치의 병이 아니라 낫기 어려울 뿐이다

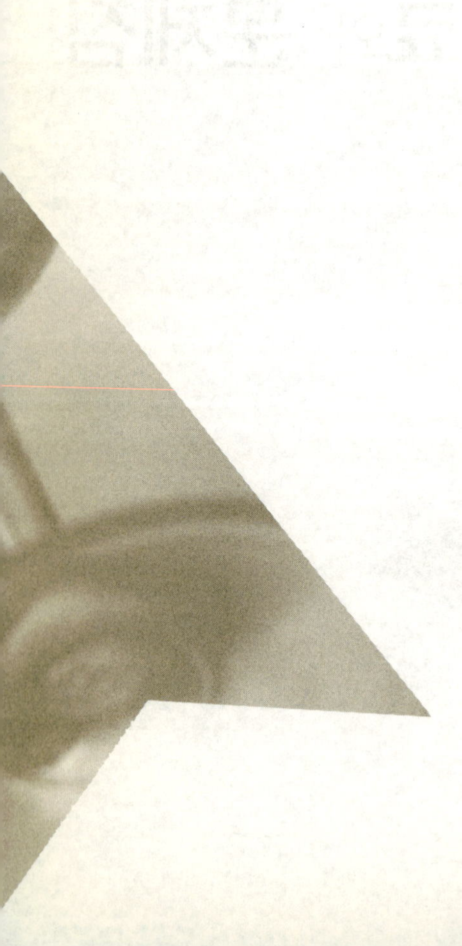

암은 불치의 병이 아니라 낫기 어려울 뿐이다

암은 지금 일상어?

일정 연령이 되면 알게 모르게 의식하게 되는 말이 있다. 암…. 여성이라면 갱년기 장애라는 무심코 내뱉은 말에도 관심이 집중된다. 그 중에서도 암이라는 말은 거의 일상어가 되어, 이 말을 눈으로 보거나 귀로 듣지 않는 날은 거의 없다. "○○씨가 유방암에 걸렸다니!"라든가 "저 녀석은 폐암에 걸려서 말이야…." 등의 말이 직장동료나 친구, 이웃과의 사이에서 빈번히 나온다. 그 때마다 불안한 마음에 휩싸이는 것이 사실이다.

어쨌든 암에 걸리는 사람이 계속 늘고 있다. 시험 삼아 주위를 떠올려 보라. 주변에 아는 사람이나 가족, 직장동료, 친척 중에 암에 걸린 사람이나 암으로 사망한 사람이 얼마나 있는가?

또 일본 인구의 약 2배인 미국에서는 1년 동안에 100만 명이 암을 진단받고, 그 반 수에 해당하는 약 50만 명이 암으로 사망하였다. 일본인의 암이 확실히 구미화되고 있다. 1970년에 가장 많은 비율을 차지한 위암이나, 여성암 중에서 그 위를 차지했던 자궁암 사망률이 저하되고 있는 반면, 폐암, 대장암, 간장암의 사망률은 늘어나고 있다. 특히 폐암이나 간장암은 이른바 '난치암(難治癌)'이어서 결국 죽음에 이르는 경우가 많은 암이다.

1. 삼대(三大)요법만으로는 안심할 수 없다

그럼 암 치료나 예방대책은 있는가? 암 환자 및 암 사망자의 비율이 날로 늘어나고 있으므로, 시급히 유효한 대책을 강구하지 않으면 안 된다.

암에는 잘 알려진 삼대요법이 있다. 암은 쉽게 낫지 않는데 삼대요법이라고 말하는 것이 어쩌면 우스울지도 모른다.

사실 삼대요법에는 많은 문제점이 있다. 그것을 말해주는 실화가 있다. 둘 다 의사인 오누이가 있었는데, 병에 대한 사고방식은 판이하게 달랐다. 오빠 쪽은 대량의 약을 투여하고 수술을 하여 병을 치료하고자 했고, 여동생 쪽은 서양의학과 동양의학을 결합하는 방법으로 병을 치료하려고 했다. 그러던 어느 날, 그 오빠가 암에 걸렸다. 그는 신속히 대학병원에 입원하여 수술을 받은 뒤, 재발과 전이방지를 위해 항암제를 투여하고 방사선 치료를 받는 등 할 수 있는 모든 방법은 다 실시했다. 이제 상태가 호전되길 기대하던 그는 3개월 후에 세상을 떠나고 말았다.

곧 그 여동생에게도 암이 발생하였다. '오빠의 실패를 반복하지 말아

야지' 하고 여동생은 결심했다. 그녀는 세 군데의 대학병원에서 검사와 진단을 받고 병상을 정확하게 파악한 다음, 최소한의 수술을 받고 동양 의학의 방법을 여러 가지 도입하여 암 치료에 전력을 기울였다. 그 결과, 5년이 지나도 암은 재발하지 않았고, 그녀는 건강하게 의료 활동을 계속할 수 있었다.

인내심의 한계를 느낀 미국 의회가 조사한 결과, 항암제를 사용하고 방사선 요법으로 치료를 해도, 유의차(통계상 의미가 있는 결과)를 나타내는 치료법은 하나도 없다는 사실이 증명되었다. 그리하여 더 이상의 허비는 허용할 수 없다고 하여, 항암제 개발에 관한 예산은 전면적으로 재검토되었으며 신규 연구도 대부분이 중단되었다.

지금으로부터 9년 전, 쿠로키 토시오(黑木登志夫)라는 도쿄대학(東京大學) 의과학 연구소 교수(현재 기후대학(岐阜大學) 학장)가 그 해의 암 학회에서 발표한 '문제 제기'가 생각난다(1994년 10월 12일 · 마이니치신문(每日新聞) 조간에서). 연구자에 의한 연구자에의 경고라고도 해야 할 이 문제 제기를 읽고 '역시 일본의 의학은 이 정도였는가!' 라고 아연실색했던 일을 기억하고 있다.

쿠로키 교수는 발암의 메커니즘이나 알츠하이머의 발병 메커니즘 등의 해명을 연구하는 기초 연구자인데, '과학기술의 예측에서는 21세기 초에 암을 정복할 수 있다고 여겨지고 있지만, 무책임한 예측에 지나지 않는다' 라고 암 연구 체제를 통렬하게 비판했다. '학회에서 발표되는 대부분의 암 연구는 목적의식이 애매하고, 암의 해명이나 치료에 거의 도움이 되지 않는다' 라고 판단하면서, '사람에게 발병하는 암을 염두에 둔 목적 지향형의 연구와 그것을 무시한 기초 연구의 두 가지가 필요하다' 고 제안하고 있는데, 그러한 생각에 공감한다.

그들이 지금까지 개발한 약은 '암과 함께 그 사람도 죽었다' 라는 종류의 것들뿐이다. 약물이나 수술법의 개발만을 우선하고, 그것으로 인하여 인간이 어떻게 되느냐에 대해서는 생각하지 않는다.

얼마나 예상을 빗나간 연구를 하고 있는지, 몇 가지 예로 검증해 보자.

전혀 **의미가 없는 항암제**도 있다

'항암제의 효과를 높이기 위해 혈압을 올려 혈류를 늘린다'
라는 목적을 가진 승압화학요법약을, 후생성(현재 후생노동성)은 신약으로 인정했다. 치험논문(治驗論文)에서는 '병용하면 효과가 있다'고 했다. 그런데 의약품 연구를 하는 의사나 약제사가 임상으로 시험해 보았더니, 병용했을 경우의 연명일수는 226일이었는데 그렇지 않았을 경우에는 261일로, 병용하지 않는 경우가 약 1개월이나 더 살 수 있었다.

임상에 임한 의사나 약제사는 '이 약은 이용할 가치가 없다'고 단정하고 있다. 암 환자의 한 줄기 희망이라고도 해야 할 암 관련 약도 이 정도이므로, 다른 약품에 관해서는 미루어 짐작할 수 있지 않을까?

1994년에 발매된 신약 47품목 가운데 37품목에 대하여 조사한 데이터가 있는데, 정말로 으스스한 느낌이다. '획기적인 유용성이 있다'와 '유용성이 있다'고 판단된 것은 전체의 3분의 1에도 미치지 못한 숫자였다. 즉 그만큼 도움이 되지 않는 약을 만들고 있었던 것이다. 심지어 '효과가 없는 항암제'라는 지적도 있다.

케이오대학(慶應大學) 의대 방사선과 강사인 콘도 마코토(近藤誠) 씨가 출판한 『항암제의 부작용을 알 수 있는 책(산세이도(三省堂), 1994)』이 발단이 되어 의학계나 암학회를 2분, 3분하는 큰 논쟁이 벌어졌다. 그 주장의 기조는 '암에는 항암제의 효과가 있는 암과 효과가 없는 암이 있음에도 불구하고, 무턱대고 마구 투여하는 의사들이 많다' 는 것이었다. 경구항암제는 100명에게 사용하여 1명에게 효과가 있을까 말까하며 그 중에서도 위암이나 간장암, 식도암 등의 고형암(固形癌)에 효과가 있는 항암제는 없다고 경고했다.

그의 주장을 추가 실험하는 형태로 여러 사람이 임상실험을 시도하고 있는데, 여기서는 공정을 기하는 의미에서, 국립암센터연구소의 사이죠 나가히로(西條長宏) 약효 시험 부장(당시)이 암에 대한 효과를 분류한 자료를 보기로 하자(1995년 11월 12일 마이니치 신문 조간에서).

이 자료에 의하면 항암제는 간장암이나, 췌장암, 갑상선암, 신장암 등에는 전혀 효과가 없고, 위암, 폐비소세포암, 두경부암, 자궁경부암, 대장암 등의 경우는 종양이 작아지기는 하되, 그 효과는 20~30% 밖에 되지 않는다. 10명 중 2명이나 3명에게 암의 축소가 인정될 정도일 뿐, 연명 효과에는 여전히 의문이며, 또 치유는 전혀 기대할 수 없다고 한다.

항암제가 '그런 대로 효과가 있다' 는 경우는 림프액성 백혈병, 소아암 및 유방암·난소암과 폐소세포암 뿐이다. 사이죠 부장에 의하면 '항암제가 근본적인 치료에 기여하는 암은 10%에 불과하다' 고 하므로 70~80%라는 높은 치유율을 발휘하는 양성 림프액 백혈병 등의 소아

암을 제외한다면 큰 기대를 하지 않는 편이 좋을 것이다.

덧붙여 서술하면, 일본에서 개발된 항암제 및 알레르기용 약품 가운데, 연간 매출액이 20억 엔 이상인 약품 5종은, 이른바 로컬 드러그(Local Drug, 여기서는 일본 제약회사 제품)이며, '효능이 명확한 약 밖에 승인·판매되지 않는다'는 미국이나 영국, 프랑스, 독일에서는 전혀 판매되지 않는 약품들뿐이다. 이것을 보아도 일본의 승인기준이 얼마나 미약하며 무책임한 제약 체제인지 유추할 수 있을 것이다.

또 효과가 있다고 여겨지는 전립선암의 항암제라고 해도 일본의 약값은 미국과 영국, 프랑스나 독일의 3~6배라고 하므로 무언가가 잘못된 것 같은 느낌을 지울 수 없다.

절제하고 절제해도 **암은 재발했다**

많은 외과의사가 메스를 잡고 팔을 휘두르며 수술요법을 우선 시작한다. 이 때 '림프절을 포함하여 전이한 범위를 이만큼 떼어내면 더 이상 재발하지 않을 것이다' 라는 정도의 확대수술(擴大手術)이 기본이다. 즉 암이라고 인정되는 부위는 물론이거니와, 그 주변에 조금이라도 전이될 가능성이 있는 곳은 만일을 위해 절제해버리려는 사고방식이다.

재발·전이를 예방하는데 이와 같은 조치를 취하는 것은 결코 드문 일이 아니다. 그런데 2년이 지나고 3년이 지나면, 근치수술(根治手術)이라든지 확대수술을 했음에도 불구하고 암이 재발하거나 전이된 환자가 병원에 돌아오는 케이스가 많다. 이것을 가지고서는 도대체 무엇을 위한 근치수술, 혹은 확대수술인지 알 수 없게 된다.

항암제는 면역 기능을 파괴한다

　　확대수술만으로는 암의 증식을 억제할 수 없다고 간주하여 항암제도 함께 사용하고 있다. 지금까지 일반적인 항암제의 투여방법은 주사와 경구제였다. 그것을 한층 더 진행시켜서 암 세포를 직접 항암제로 치는 복강내투여(腹腔內投與)라든지 관강내투여(管腔內投與) 등 여러 가지 투여방법을 강구했다. 그러나 어느 정도의 유효성이 인정되더라도 만족할 만한 결과는 좀처럼 얻을 수 없었다. 그 뿐만 아니라, 수술로 약해진 환자에게 타격을 가하는 항암제 치료로는 환자의 몸만 더욱 엉망으로 버려서 그나마 있는 면역력도 파괴되는 심각한 문제가 초래되었다. 항암제의 부작용으로 고생하는 환자를 볼 때마다 자책하는 마음에 휩싸여, 새로운 치료법을 개척해야 한다는 생각이 날마다 강해졌다. 그리하여 면역요법으로 그것을 구했던 것이다.

또 다른 암을 부른다!

암 치료의 후유증이라고도 해야 할 '2차 암'도 문제이다. 2차 암이란 익숙하지 않는 말일 텐데, 간단하게 설명하면 암 치료를 받고 나았던 사람이 항암제나 방사선 치료의 후유증 때문에 2차적으로 백혈병 등에 걸린 것을 말한다.

후생성(현재 후생 노동성)의 백혈병 연구반의 조사에 의하면, 백혈병이나 악성 임파종, 유방암, 위암 등의 암에 걸려서 항암제나 방사선 치료를 받고 일단 치료가 끝났다고 여겨지는 사람 가운데, 1.9%의 사람에게 치료에 의한 백혈병이 발생했다. 또 그 중의 절반이 2차 암의 치료를 시작한 지 10개월 내에 사망한다는 것이다. 2차 암은 1차 암보다 악성도가 높고, 1차 암을 극복한 사람이 2차성 백혈병에 걸릴 위험도는 통상의 100배 이상이라고 하므로 암이 나았다고 안심할 수만은 없는 상황이다.

2차 암의 원인은 항암제나 방사선이 암 세포를 파괴할 때에 정상적인 세포도 손상시켜 버리기 때문이다. 그 중에서도 '암의 재발 방지'를 위해 행해지는 장기간의 항암제 투여 등은 피하는 편이 좋다. 이렇게 일본의 암 치료의 현상을 바라보면 암담한 기분이 드는데, 물론 연구나 치료에 진지하게 임하는 의학자도 있다.

1997년 9월, 미야기 현립(宮城縣立) 암센터의 에비나 타쿠사부로(海老名卓三郎) 면역학 부장은 혈액이 갖는 임파구의 일종인 '감마 델타 T세포'를 체외에서 증식시켜 그것을 환자 자신의 혈액과 함께 체내에 되돌렸더니 암 세포가 사라졌고 부작용도 없다는 결과를 임상실험으로 확인하였다. 미래에는 아마 이 방법이 암의 면역요법 중 하나가 될 것이라고 기대하고 있다.

해외에서는 유전자학적 방법을 한창 시도 중이다. 미국암협회(ACS) 팀은 'BRCA1'라고 하는 사람의 유전자가 유방암, 자궁암의 종양을 사라지게 하는 것을 동물 실험에서 확인하였고, 미국의 존스 홉킨즈 대학의 루이스 다코스터 박사는, 암 세포를 찾아내면 자동적으로 독소를 흩뿌리는 반응을 가진 유전자를 사용한 새로운 암 치료법을 개발하고 있다. '유전자 폭탄'이라고 붙여진 이것은 그 효과처럼 강렬한 이름을 가졌는데, 이와 같이 세계 각지의 의학자가 다양한 치료법을 연구하고 있다.

필자는 서양의학과 동양의학이 결합한 새로운 형태의 의학을 제창하며 연구에 임하고 있다. 수용성 키토산을 이용하는 면역요법은 항암제나 수술처럼 암 세포라는 적을 직접 공격하는 것이 아니라, 매크로퍼지(Macrophages, 매크로 살균 바이러스, 탐식 세포)나 내추럴 킬러 세포(NK세포), 혹은 킬러 T세포 등 암을 공격하는 세포의 기능을 증강함으로써 항종양 효과를 높여 결과적으로 암을 배제하려고 하는 방법이다. 그러면 면역요법이 정말로 수술요법이나 화학요법, 방사선요법보다 치유율이 낮은가 하면 결코 그렇지는 않다. 실제로 필자를 찾아오는 환자들의 상당수는 면역요법으로 암이 작아지거나 사라지고 있다.

면역요법의 뛰어난 점은 부작용이 없고, 감정이나 사고방식이 긍정적인 상태가 되며, 고통이 감소하면서 식욕이 왕성해져서, 다이어트를 해야 할 정도로 체력이 회복되는 것이다. 이 수용성 키토산은 21세기의 암 치료의 주역 자리에 올라앉아도 결코 이상하지 않을 암치료 요법이다. 이미 많은 의사들이 그 미지의 매력에 주목하여 연구에 여념이 없다.

그러나 날이 갈수록 암 환자는 늘어나고 있다. 그 이유는 암을 유발하는 환경요소가 계속 늘어나고 있기 때문이라고 하는데, 그 부분에 대하여 좀 더 자세하게 알아보도록 하자.

유발인자가 증가하고 있는데, 암 예방법이 없다

암을 유발하는 환경요소에는 어떤 것이 있는가? 그것을 설명하기 전에 앞서 언급한, 사람이 암에 걸리는 메커니즘을 간단하게 살펴보자.

우선 암은 유전자 병이다. 원래 정상적인 세포였던 것이 여러 가지 자극으로 인해 돌연변이가 일어나, 정상 세포가 암 세포로 바뀐 뒤 비정상적으로 분열하고 증식하면서 생긴 병이다. 이것이 기본적인 메커니즘이다. 한 개나 하나의 암 세포라면, 암을 억제하는 유전자나 면역 기능의 작용으로 사라지게 하지만, 순식간에 암 유전자의 우세가 시작되면서 암 세포를 잇달아 만들어낸다. 이 때 유전자에 돌연변이를 일으키게 하는 물질이나 소인을 유인요소라고 한다.

그러면 도대체 어떠한 종류의 유인요소가 있을까? 담배를 대표격으로 하여 공장이나 자동차가 뿜어내는 유황산화물이나 질소산화물, 식품 첨가물, 각종의 약물, 스트레스, 방사성 물질, 고압 전자파, 과산화 지방질, 농약, 세제에 포함되는 노닐페놀(Nonylphenol), 플라스틱 계통의 성분인 비스페놀 A(Bisphenol A)나 프타산 에스테르(Phthalic Acid esters), PCB, 다이옥신, 나아가서는 수돗물에 포함되는 트리할로메탄(Tri-halomethan), 그리고 활성산소 등 헤아릴 수 없을 정도로 많은 발암물질이나 발암요소에 둘러싸인 상태로 우리는 살아가고 있다.

그 외에도 체내에서 생리 활성을 침식하여 암의 발생원인이 되는 담즙산이나 콜레스테롤, 호르몬, 지방, 요소 등도 빠뜨릴 수 없는 요소이며, 또 유전 체질도 크게 관계하고 있다.

다양한 요소가 복합 오염적으로 작용한 결과, 암에 걸리기 쉬운 체질이 형성되어 있을 때 모종의 발암물질 등이 작용하여 암 유전자를 활성화시킨다. 그런 만큼 '결정적인 예방법이 없는 병'이라고도 말할 수 있다. 환경이나 일상생활에 문제가 있다고는 알고 있어도, 유독 물질의 침입을 완전히 차단할 수는 없고, 스트레스도 쌓여서 활성산소도 자연스럽게 생긴다.

물론 암 세포의 증식은 급격하게 일어나는 것이다. 암 세포는 면역 기능이나 암 억제 유전자와의 투쟁을 반복하면서 5년, 10년이라고 하는 긴 시간을 들여 천천히 분열 및 증식을 한다. 그러다가 어느 순간 브레이크 혹은 액셀레이터가 고장난 것처럼 기하 급수적으로 증식하기 시작한다. 그리고 어느 정도의 집단으로 형성되면 돌연 세포가 뿔뿔이 흩어지고 그것은 다시 혈액이나 림프액을 타고서 장소를 바꾸면서 정착하여, 자기 영역을 자랑하듯이 새로운 증식을 시작한다. 이것이 전이라는 현상이다. 암에 걸렸을 때 통증이나 식욕 부진 등을 일으키는 것은 증식한 세포가 독소를 방출하여 식욕이나 면역력을 약화시키기 때문이다.

또 말기가 되면 영양장애를 일으켜 몸이 급격히 쇠약해지는데 이것은 암 세포에게 영양분을 모두 빼앗기기 때문이다. 그 결과 전신이 쇠약해지면서 사망에 이르는 것이 발암에 의한 죽음의 과정이다.

그럼 도대체 우리는 어떻게 하면 좋을까? 그저 팔짱을 끼고 암 세포가 급격하게 증식하지 않도록 빌 수밖에 없는 것일까?

예방책은 발암물질의 절대량을 억제하고 면역 기능에 의한 증식을 억제시키는 일이다.

발암물질의 축적량을 줄이거나 신속하게 체외에 배출할 수 있으면 암 세포의 증식을 억제할 수 있다. 아무리 체내에 암 세포가 있다고 해도 면역 기능이 충분히 작용하여 암 세포의 이상증식을 억제만 하고 있다면, 우리의 건강이 약화될 일은 없다. 또 암 세포가 체내에 있다고 해도 그 움직임을 막아 이상증식을 하지 않는다면 아무 문제도 없는 것이다.

이상증식이 시작되었다고 해도 전이하지 않는다면 대응도 할 수 있고, 독소의 방출을 억제할 수 있으면 몸의 저항력이 높아져 치유를 할 수 있다. 더 나아가서는 전이했다고 해도 전이한 곳에서의 증식을 억제할 수 있다면 생명의 연장도 가능하다.

그러한 물질이나 방법은 없는 것일까? 이 두 가지를 가능하게 하는 것이 발견된다면 암을 예방 할 수 있고, 운 나쁘게 암이 발병했다고 해도 연명이나 치료가 가능하게 되기 때문에 그 순간부터 암은 무서운 병이 될 수 없다.

그렇게 생각하고 암을 예방할 수 있고 치료를 돕는 것을 찾았더니, 바로 '수용성 키토산'이라고 하는 것이다.

키틴 키토산이라는 이름으로 알려져 있듯이, 게의 껍질에서부터 추출한 성분에 어떤 처리를 더하면 예방에 도움이 될 뿐만 아니라 경이적인 항암작용을 발휘하는 물질이 된다는 사실을 발견했다.

이 수용성 키토산은 수술요법, 화학요법, 방사선요법 외에 '제4요법'이라고 할 수 있는 21세기의 암 치료법의 결정적 수단이라고 할 수 있다.

수용성 키토산이란 무엇인가?

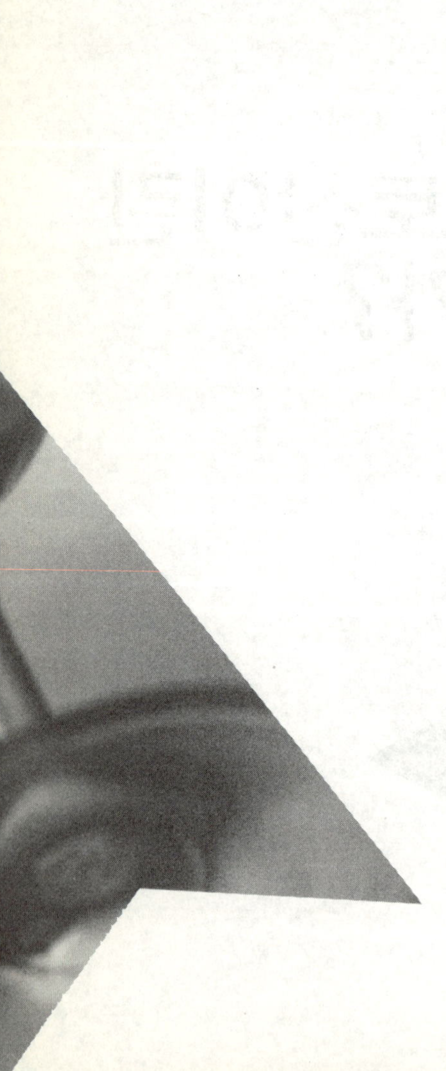

수용성 키토산과 고분자 키토산의 **구분**

지금은 대부분의 사람들이 그 이름을 알고 있을 정도로 유명한 키틴 키토산(Chitin and Chitosan) 건강식품은 시장에 넘쳐나고 있다.

키틴과 키토산은 같은 물질이 아니라 다른 물질이다. 게 껍질로부터 탄산칼슘, 단백질, 색소 등을 제외하여 정제한 것이 키틴이다. 나아가 키틴으로부터 아세틸기(基)(Acetyl Group)를 빼고 추출 및 정제한 것이 키토산이다.

키토산은 키틴의 유용한 성질을 계승한 뒤에 독특한 성질을 더했기 때문에 키토산 건강식품은 키틴 건강식품의 효과를 살려서 한층 더 강화한 건강식품이다.

그러나 키토산에도 여러 가지 종류가 있다. 응용 분야에 따라 물 처리용 키토산, 화학공업용 키토산, 식품공업용 키토산, 농업용 키토산, 의료용 키토산 등으로 분류되고, 키토산의 분자량(분자의 크기)에 의해 고분자 키토산, 중분자 키토산, 저분자 키토산으로 나눈다. 나아가 물에 용해되는가의 여부에 따라 비수용성 키토산, 수용성 키토산의 두 종류로 나눈다.

이상과 같이 키토산은 형제가 많다. 키토산이라고 하는 성씨를 공유하는 형제는 각자의 개성이 있고, 그 용도는 천차만별이다. 그리고 키토산 건강식품이라고 해도 그 속에 포함된 키토산에 의해 키토산 본래의 힘을 어느 정도로 낼 수 있는지가 정해진다. 특히 키토산의 수용성, 분자량의 크기와 체내 흡수비율은 키토산 건강식품의 질과 관계되는 중요한 포인트가 된다.

키틴을 할아버지라고 비유하면, 키토산이 아들이며, 수용성 키토산은 손자이다. 이 손자는 젊으면서 할아버지와 아버지의 장점을 계승한다. 또 공부도 잘 하여 할아버지의 100배, 아버지의 10배 이상의 능력을 가졌고, 게다가 사회와의 협조성이 풍부하고 다재다능하여 할아버지와 아버지에게 없는 재능도 발휘한다. 때문에 사회 발전에 빠뜨릴 수 없는 존재이다.

키토산은 건강식품이라고 하기보다는 일종의 소재(素材)라고 하는 편이 정확하다. 정확하게 얘기하면 키토산의 활성은 높고 물에 녹지 않지만 약산에 녹는다. 화학반응이 일어나기 쉬워서 가공도 용이하다. 고분자 키토산은 대단히 뛰어난 재료로 물 처리제, 공업원료, 섬유 등으로 이용된다.

그러나 가공하지 않고 건강식품으로 이용할 때의 키토산은 분자가 너무 크기 때문에(분자량이 10~100만) 위장에 흡수되기 어렵고, 경구복용을 해도 흡수되지 않아 섬유로서의 작용 밖에 하지 못한다. 키토산이 다이어트 식품으로 이용되는 이유는 담즙산과 지방을 배설시키기 때문이다. 다만 병으로 허약해진 사람에게는 좋지 않다.

현재 키틴 키토산을 애용하는 사람들 중에는 그것이 위장에서 흡수되기 쉬운 것이라고 생각하는 이들이 많다. 하지만 키틴 키토산 그대로(고분자 상태대로)는 위장에서 분해하지 못하고, 3% 이하 밖에 흡수되지 않는다. 지금 고분자의 키틴 키토산을 캡슐에 넣거나 정제로 만든 상품이 시장에 나돌고 있는데, 상당한 양을 복용하지 않는다면 기대에 상응하는 효과는 얻을 수 없다.

따라서 키틴 키토산 건강식품은 복용했을 때 몸에 흡수할 수 있어야 한다. 즉 저분자화, 수용성 키토산으로 만들지 않으면 안 된다.

위 혹은 장으로부터 직접 흡수할 수 있는 분자량은 약 2만까지인데, 보통 키틴 키토산은 분자량이 몇십 만에서 백만 이상의 고분자(거대)인 다당류이다. 또 대단히 견고한 구조를 가지고 있으므로 물에도 녹지 않고, 위장에서도 거의 분해되지 않아 몸에 흡수되기가 대단히 어려운 물질이다. 고분자인 채로 먹으면 호두를 껍질 채 먹는 것과 같다. 내용이 아무리 좋아도 흡수되지 않는다면 식품의 좋은 점, 혹은 기능을 거의 발휘할 수 없다. 하지만 고분자의 키토산을 작게 분해하면 수용성(물에 녹는 성질)이 되기 때문에 그 흡수비율을 훨씬 높일 수 있다.

키토산을 건강식품으로 유용하게 사용하기 위해서는 분자량이 2만 이하인 저분자로 만들어야 한다. 키토산의 분자가 한층 더 작아지면 물에 녹아 수용성이 된다. 수용성 키토산으로 만들려면 키토산의 분자량을 1

만 이하로 줄이지 않으면 안된다. 분자량이 수 천인 키토산은 산(酸)을 사용하지 않아도 물에 녹고, 위에 90% 이상 흡수된다. 흡수비율을 보면 보통 키틴 키토산에 비해 엄청난 차이가 있는 것이다. 보통 키틴 키토산을 자전거에 비유한다면 수용성 키토산은 제트기라 할 만큼의 차이가 있다.

앞에서 서술한 바와 같이 키토산의 분자량은 몇십 만에서 백 만 이상일 정도로 거대해서 물에도 녹지 않는다. 때문에 그것을 수 천의 저분자로 만들기 위해 일반적으로 농염산, 과산화수소 등의 분해 방법을 쓰고 있다. 그래서 대량생산이 곤란하고 비용 또한 매우 비싸다. 더욱이 식품으로 사용하려면 안전성의 문제도 발생한다. 특히 분해할 때 대량의 부생성물이 나오는데 이를 수용성 키토산과 분리하기가 매우 어려운데 바로 이것이 수용성 키토산의 저가격화, 대량 생산의 난점이다.

고품질이면서 저가, 게다가 안전성이 높은 저분자, 수용성 키토산과 같은 매력적인 소재를 만들기 위해, 일본 생물화학 주식회사(日本生物化學株式會社)는 연구기관이나 대학의 협력으로 많은 연구를 거듭하여 강산(强酸), 과산화물을 사용하지 않고도 효모나 효소 등과 같은 추출물을 이용한 바이오 기술로 부생성물의 생성을 억제하는 데에 성공, 저분자화한 수용성 키토산의 양산을 가능하게 하였다. 이 제조방법에 따라 제조한 수용성 키토산은, 그 분자량이 2천~6천이기 때문에 물에 녹기 쉽고 가격이 시장 가격의 절반으로 거의 100% 고순도이다. 이 성공은 수용성 키토산의 응용 보급에 많이 공헌하여 현재 주목받고 있다.

실험 결과, 수용성 키토산의 분자량이 6천 이하라면 그 흡수비율은 90% 이상이었다. 인체실험에서는 고분자 키토산의 흡수비율이 3% 이하라고 보고되었다. 토끼나 소의 동물 실험에서는 고분자 키토산이라도 28%의 비교적 좋은 흡수율을 보였다. 즉 지금까지의 연구 결과에서 보면 인간의 경우는 수용성 키토산 밖에 흡수하지 않지만, 동물의 경우 고분자 키토산도 흡수는 가능했다. 소의 질병 예방과 치료에 실제로 고분자 키토산이 사용되고 있는데, 인간의 경우에는 흡수할 수 있는 저분자 수용성 키토산이 아니면 어떤 효과도 기대할 수 없다.

키틴 키토산의 **의학적 연구와 응용**

키틴 키토산의 연구는 예로부터 행해졌지만 실제로 많은 연구 결과를 얻을 수 있게 된 것은 최근 20년이다. 일본에서는 1980년대부터 문부성(현재 문부과학성), 농림 수산성의 연구조성금을 받고 전국의 많은 대학에서 키틴 키토산 및 관련 효소의 기초와 응용 연구가 본격적으로 행하여졌다. 1992년에 제2회 국제 키틴 키토산 회의가 삿포로 시에서 개최된 것을 계기로, 일본의 키틴 키토산의 연구 조직인 일본 키틴 키토산 연구회가 탄생했다.

그 후 매년 1회 키틴 키토산의 학술 집회를 열어 많은 연구 결과가 쏟아져 나왔다. 1996년 학술 학회로 인정, '일본 키틴 키토산 학회'라고 명칭이 바뀌었고 키틴 키토산의 기초부터 응용에 이르는 넓은 범위의 연구를 진행하고 있다.

일본 키틴 키토산 학회는 수천 명의 연구회원이 있으며 그 대부분이 공적 연구기관, 대학 및 그 연구기관, 의료 연구기관, 민간기업과 그 연구기관의 연구자이다. 그 연구성과로부터 가까운 장래에 병마, 자연환경 악화에 대처하여 그것을 극복하는 뛰어난 수단이 탄생되리라고 기대하고 있다. 특히 주목해야 할 것은 많은 건강식품이 있지만 그 물질에 대하여 전문적으로 연구하는 학회를 가진 것은 키틴 키토산 밖에 없다는 점이다. 학회에서는 대량의 연구보고가 발표되었고 키토산의 훌륭함이 증명되고 있다.

현재 항균 섬유, 천연 방부제, 식품 첨가제, 화장품, 물 처리제, 식물 엽면 살포제, 토양개량제, 생분해 폴리머 등 실용화된 분야 이외에도 의학 분야에도 많이 이용하고 있다. 여기서 키틴 키토산의 의학 분야의 연구와 그것을 응용한 예를 일부 소개할까 한다.

화상과 창상 치료에 큰 효과

1990년 8월 대화상을 입은 러시아 소년 콘스탄틴이 삿포로 의과대학 부속병원에 긴급 수송되었을 때, 그는 전신 피부의 80%를 화상을 입어 빈사 상태였다. 그러나 병원의 적절한 처치로 콘스탄틴 군은 기적적으로 회복되었고 완전히 건강한 모습으로 퇴원했다.

그의 상처 자국은 놀랍게도 보이지 않을 정도로 얇아져 있었다. 그 후 몇 차례 일본을 방문한 그는 텔레비전, 신문, 잡지에도 종종 등장해 유명인이 되었다. 콘스탄틴 군의 상처를 치료하는 데에 사용된 인공 피부는 키틴 키토산이었다. 이 사건 덕택에 키틴 키토산의 뛰어난 효능·효과가 보다 널리 알려지게 되었다.

키틴 키토산은 거부반응이 거의 없고, 인간의 세포와 친화성이 대단히 뛰어나다. 또 진통·살균작용 및 체액의 삼출(滲出, 액체가 스며 나오는 것)을 흡수할 수 있어 환부를 덮으면 통증을 완화시키고 염증을 억제해 줌으로써 화상 혹은 상처의 치유가 매우 빠르다.

또 사용 후에는 체내에 있는 리소자임(Lysozyme, 용균성 효소(溶菌性酵

素))이라는 효소의 기능으로 키틴 키토산이 자연스럽게 분해·소멸한다. 요컨대 인간의 피부가 재생하는 동안의 이상적인 보호막 역할을 해주고, 본래의 피부가 재생하면 보호막은 자연스럽게 사라지기 때문에 인간에겐 매우 이롭다.

키틴 키토산의 항균성, 육아 촉진작용 및 체내 친화성을 이용한 키틴 키토산 창상치료 피복재가 개발되었고 이것은 인공 피부와 함께 최초로 인정된 보험 적용 의약품이다. 이 키틴 키토산 인공피부와 창상치료 피복재의 개발로 키틴 키토산의 효능을 다방면으로 발견하기에 이르렀다.

키토산의 경구복용으로 기대되는 **효과**

키토산 섭취는 인간에게 필요하다. 1950년대 중반까지의 일본인은 토양 중의 균류나 효소에 의해 분해된 곤충의 잔해나 갑각류의 껍질(저분자화 키토산)을 식물을 통해 간접적으로 섭취하고 있었으므로 여러 가지 병의 예방과 치료에 도움이 되었다. 그러나 농약의 남용과 환경파괴로 식물의 연쇄를 파괴하였기 때문에 요즘에는 키토산을 섭취하는 일이 매우 어렵다. 이것이 암 등의 난치병이나 성인병(생활습관병) 등을 증가시키는 한 가지 요인이라고도 간주되고 있다. 따라서 지금 우리가 저분자 키토산을 섭취하는 일은 늘어나는 성인병을 비롯한 병의 예방 및 치료로 이어진다.

지금까지 기초 연구나 의사의 관리 하에서 실시된 임상실험으로 밝혀진 건강식품 키틴 키토산의 작용을 정리하면 다음과 같다.

- 세포 활성화, 면역력(자연치유력) 증강 작용
- 대사 촉진, 혈당 상승 억제 작용

- 콜레스테롤 흡수 억제와 조정 작용

- 발암물질, 방사성 물질과 중금속의 제거 작용

- 암 전이 저지, 항암 항종양 작용

- 요산 대사조절, 통풍 예방 개선 작용

- 빈혈 개선, 신장 기능 개선 작용

- 정장 소화 촉진, 변비 개선 작용

- 혈액 정화, 항혈전, 혈압 강하 작용

- 항균, 구취 방지 작용

- 간 기능 증강 작용

- 류머티스, 교원병(膠原病)의 개선 작용

- 칼슘 흡수 촉진, 골다공증 개선

이상의 효능과 효과는 모두 학회 혹은 잡지 등에 발표된 것으로 신뢰성이 높다. 앞으로의 연구 성과에 따라 한층 더 새로운 효과가 발표될 것이다.

키틴 키토산의 **의학 실험과 그 결과**

1. 훌륭한 혈액 정화제

우리는 수십 년 전부터 키틴 키토산을 연구했다. 키토산을 이용한 경구흡착제(經口吸着劑)에 대한 연구는 중국 신강 제1회 청년 과학 대회에서 우수 논문상을 수상하였다. 이 연구에서는 키토산이 화학 합성 약품의 부작용을 경감시키며 요소, 암모니아, 크레아티닌(Creatinine), 요산 등의 질소 노폐물에 대하여 선택적으로 흡착 및 제거하는 것을 알아냈다. 또 산성 중분자도 90% 이상, 인산화 물질도 효율적으로 흡착 및 제거할 수 있다는 것도 밝혔다.

또 케이 세이헤이(景世兵) 박사는 동물 실험으로 신장 기능 개선, 빈혈 개선 등의 효과를 증명하였다. 뿐만 아니라 신장병의 임상실험을 실시한 결과, 다음과 같은 점이 밝혀졌다.

- 환자의 몸의 각 계통에 수용성 키토산이 끼치는 영향에 대하여 면밀한 관찰을 실시한 결과, 부작용은 전혀 나타나지 않았다. 따라서 수용성 키토산의

안전성이 증명되었다.

- 혈액 투석 환자에 대한 수용성 키토산의 경구투여는 적혈구 농도의 상승, 빈혈 개선, 체력 증강 및 요독증 증상의 경감 등의 효과를 가져왔다.
- 신부전합병증 환자에 대한 수용성 키토산 경구투여는 혈액 지방질의 시정, 요소 질소 농도의 저하, 영양 상황의 개선 등의 치료 효과를 가져왔다.
- 수용성 키토산 경구투여에 의하여 신부전 환자의 신장 기능을 개선하였다.

지금까지 신부전 치료약이라고 해도 합병증을 억제하거나 병상의 진행을 늦추거나 하는 것일뿐 수용성 키토산처럼 신장 기능을 개선시킨 효과를 가진 것은 없었다. 이는 수용성 키토산의 신뢰성을 높였으며 앞으로 더욱 활성화될 것이다.

2. 중금속 및 방사성 물질의 제거에 특효

또 중금속 및 방사성 물질과 키토산이 결합하여 킬레이트(Chelate)를 형성함으로써 중금속과 방사선 물질을 효율적으로 흡착 및 제거한다는 사실이 많은 연구자에 의해 발표되었다. 수은, 카드뮴, 니켈, 납 등의 중금속을 거의 100% 가까이 제거할 수 있는 수용성 키토산은 많은 분야에 이용되고 있다.

여기서는 실험용 쥐에게 키토산을 경구투여하여 얻을 수 있었던 방사선 스트론튬(strontium)의 배설 촉진 효과를 소개한다.

방사선 의학 종합 연구소의 니시무라 요시카즈(西村義一) 선생의 연구 그룹은 키토산을 사료에 10% 첨가하여 사육한 실험용 쥐에서 스트론튬을 경구투여 한 지 1일 후에 이미 그 90% 이상이 분뇨 속에 배설되는 것을 증명했다. 게다가 니시무라 선생의 연구 그룹은 키토산을 첨가한 사료로 실험용 쥐를 일정기간 사육한 후, 방사선 물질인 스트론튬을 투여하여 체내 잔류의 현저한 저하를 볼 수 있었다고 보고하였다.

원인은 지금 충분히 해명되고 있지는 않지만, 스트론튬의 배설 촉진 효과는 킬레이트 작용 외에 체내의 공존 물질과 생리 작용의 영향을 받고 있다는 것을 추측할 수 있다. 이러한 결과는 방사성 물질 혹은 방사능에 오염된 음식을 섭취했을 때 즉시 키토산을 경구섭취시키면 그 배설이 촉진되는 것과 미리 키토산을 섭취하여 방사선 물질이 흡수 및 축적되는 것을 미연에 방지할 수도 있음을 증명한 것이다.

체르노빌 원자력 발전소의 사고(1986년 4월 26일)로 오염된 지역은 백혈병, 갑상선암, 호흡기암, 소화기암 등 암 환자가 비정상적으로 많아 그 원인 물질인 방사선 물질의 배설에 키토산이 응용되어 뛰어난 효과가 있다고 보고된 바 있다.

3. 간장 기능 개선과 간장병에 효과

서양식 식생활로 인해 혈액 중의 지방질이나 콜레스테롤 수치가 높아지고, 지방간의 발생률도 계속 증가하고 있다. 또 알코올의 과잉섭취로 간장 장애를 일으키는 경우도 늘고 있다. 그러나 간장 장애에 키토산이 효능을 발휘하는 것이 한 실험을 통해 증명되었다.

돗토리대학(鳥取大學)의 히라노(平野) 교수(당시) 그룹이 한 쪽의 토끼에게는 고지방의 사료를 주고, 또 다른 한 쪽의 토끼에게는 고지방 먹이 외에 2%의 키토산을 주며 사육하였다. 1개월 후, 혈액 중의 중성 지방 등을 조사함과 동시에 간장의 변화도 확인할 수 있었다.

키토산을 투여한 토끼의 중성지방과 콜레스테롤 수치는 정상과 가까웠는데, 키토산을 투여하지 않았던 토끼는 고 중성지방과 고 콜레스테롤 증세를 나타냈다. 더군다나 해부를 해보니 키토산을 투여하지 않았던 토끼의 간장은 적갈색으로 변색되어 지방간과 간염을 병발하고 있는데 반해 키토산을 투여한 그룹의 토끼는 매우 건강하였다. 이 실험 결과를 보아도 키토산이 간장의 악화를 막는 효과가 있다는 것을 알 수 있다.

또 의학박사 마츠나가 아키라(松永亮) 선생은 키토산이 B형 간염과 C형 간염 치료에 효과가 있으며, 인터페론(Interferon)의 부작용도 억제한다는 임상보고를 발표하였다. 그 중에 키토산은 B형 간염과 C형 간염의 바이러스의 활동을 억제하여 간 기능을 높여주고 증세도 호전시켰다. 게다가 세포의 활성화에 의해 약의 부작용을 경감시켰다고 분석되었다.

우리는 만성 B형 간염에 대한 수용성 키토산의 임상관찰을 실시했다.

이 수용성 키토산 임상관찰은 만성 B형 간염의 환자를 대상으로 하여 수용성 키토산을 3~6개월 경구투여한 후 환자의 경과를 알아보는 것이었다. 그러한 임상 데이터를 통계 처리한 결과 수용성 키토산의 임상효과가 인정되었다. 간 기능의 지표인 크기의 수치는 치료 전보다 많이 낮아졌다. 고 ALT 환자의 ALT 수치가 100% 개선되었다. 그 중에는 식욕이 없고, 복수(배에 물이 차는 것)가 생기며 황달까지 생긴 환자가 많았다. 뿐만 아니라 몸이 나른해서 직업을 떠난 사람이 대부분이었다. 하지만 3~6개월 동안 치료를 받은 대부분의 환자는 식욕, 체력이 개선되었으며 황달도 사라졌다. 또 휴직하던 사람은 이전의 일에 복귀할 수 있을 정도로 회복했다. 만성 B형 간염에 대한 수용성 키토산의 효능이 확실하게 증명된 것이다.

이상과 같이 많은 실험에서 수용성 키토산의 효능이 밝혀짐으로써 수용성 키토산의 애용자가 일본을 비롯하여 전 세계에 퍼지고 있다. 애용자 중에는 건강유지를 위해 복용하는 사람도 있고, 당뇨병, 고혈압, 심장병 등의 성인병에 걸린 사람도 많다. 수용성 키토산은 임상실험에서 증명된 것처럼 신장병, 간장병, 당뇨병, 고혈압, 심장병에 대해서 효과가 있는 것 외에도, 애용자의 체험으로부터 천식, 교원병 등의 난치병에 대해서도 대단히 효과적이라는 것도 입증되었다. 만성적인 병, 특히 서양의학으로 낫지 않는 병에 대해서 훌륭한 효능을 발휘하고 있어 현재 많은 사람들로부터 주목받고 있다.

암에 **특효를 실증**

일본인의 사망 원인 중 제1위가 암이다. 현재 일본인 3명 중 1명이 암으로 죽고 있다. 2000년 한 해 동안 약 30만 명이 암으로 세상을 떠났으며 지금도 더 늘어나는 추세이다. 이 치료하기 어려운 병도 수용성 키토산은 큰 효과를 발휘하고 있다. 실제로 수용성 키토산 애용자 중에 암 환자만 약 5천명 이상이다. 그 중에 많은 환자들이 수용성 키토산에 의해 건강을 되찾았다.

이번에는 52명의 암 환자를 취재하여 수용성 키토산의 구체적인 복용체험을 정리했다. 그 중에서 '수용성 키토산으로 암이 나았다', '암의 진행을 억제시켰다', '항암제의 부작용이 줄어들었다', '암의 재발과 전이를 막았다', '수술에서부터 순조롭고 빨리 회복했다' 등의 사례를 자세하게 써놓았다.

말기 암이라고 진단된 분들이 키토산에 의해 기적이라고 밖에 표현할 수 없는 회복을 하였다. 이로써 암을 치료하는 수용성 키토산의 뛰어난 힘을 알 수 있었다. 도대체 수용성 키토산은 암에 왜 이렇게 효과적인 것일까? 암에 대해서 키토산은 어떤 작용을 하며, 그 의학적인 실증은 무엇일까?

토호쿠(東北)대학, 홋카이도(北海道)대학, 돗토리대학을 비롯하여 많은 대학, 연구기관 및 기업은 암에 대한 키토산의 작용에 대하여 연구를 실시해 왔다. 우리도 수용성 키토산을 이용하여 DMH(화학 합성된 발암 물질)에 의해 유발된 대장암 실험용 쥐에 대한 수용성 키토산의 암 예방과 억제 작용에 대하여 연구를 실시했다. 그 결과 수용성 키토산에는 암 예방 작용과 항암 작용이 있다고 증명되었다. 그것을 정리하면 다음과 같다.

- 수용성 키토산은 암 세포를 직접 죽이는 힘은 없지만, 암 세포를 끌어들이는 작용에 의해 암 세포의 활성을 잃게 하며, 나아가 종양신생혈관을 저해하여 그 이상의 증식을 억제한다.
- 수용성 키토산은 몸의 면역력을 높여 암의 침윤(浸潤)을 막는다.
- 암이 전이할 경우에, 필요한 접착 분자와 결합함으로써 암의 전이를 저지한다.
- 수용성 키토산은 암 세포로부터 배출된 독소를 흡착 및 제거하여, 통증을 완화시켜 식욕의 저하와 설사 등의 증상을 개선한다.
- 수용성 키토산과 항암제와의 병용에 의해 항암제의 부작용을 경감하고, 그 효과를 지속시킨다.
- 방사선 치료와 병용함으로써 방사선의 부작용을 억제한다.

앞의 결과를 자세하게 설명하기 전에, 수용성 키토산에 관한 몇 가지 실험 결과를 소개한다.

- 토호쿠대학 약학과 스즈키 시게오(鈴木茂生) 교수의 연구 그룹은 실험용 쥐에 암 세포를 이식한 뒤, 수용성 키토산을 투여한 그룹과 투여하지 않는 그룹에 대하여 암의 상태를 비교하는 실험을 실시했다. 그 결과 수용성 키토산을 주었던 그룹이 통상 항암제의 5배에 필적하는 90% 이상의 억제력을 나타내는 것을 확인함과 동시에, 비장의 임파구 T세포가 활성화하는 사실을 인정, 일본 암학회에서 그 연구 결과를 발표했다.

- 돗토리대학의 히라노 교수(당시)를 리더로 하는 연구 그룹은 토호쿠대학 약학과 연구처럼 암을 발생시킨 실험용 쥐에 수용성 키토산을 투여했는데, 급격하게 종양이 축소하는 사실을 확인했다. 투여하지 않았던 쪽은 사망하였다.

- 1991년 홋카이도대학 면역 연구소의 히가시이치 아키라(東市朗) 소장(당시)의 연구 그룹은 실험용 쥐에 의해 수용성 키토산의 암 전이 저지 작용을 확인함과 동시에 면역 활성화 작용을 확인했다. 이 연구는 그 해 9월, NHK(일본 공영방송)의 보도 프로그램인 '뉴스 21'에서 보도되었는데, 실험용 쥐를 사용한 전이 저지의 실험이 대단히 극적이었기 때문에 큰 화제가 되었다.

- 에히메(愛媛)대학 의대의 오쿠다히로미치(奧田拓道) 교수 팀은 수용성 키토산이 암 독소의 하나인 톡신 호르몬 L(Toxin Hormon L)의 독작용을

억제한다는 사실을 발견했다.

- 교린대학(杏林大學)의 마루야마(丸山) 선생(당시)은 실험용 쥐에 키토산을 복강내 경구투여 실험을 실시한 결과, 키토산은 종양신생혈관 저해 작용 외에 면역 계통의 작용도 있어, 간 전이 억제율은 64.9%임을, 1997년 9월의 암학회에서 발표했다.

- 또 우리는 각종 실험 결과를 확인할 수 있도록 암을 발생시킨 실험용 쥐를 이용하여 실험을 했다. 그 결과 암의 억제율은 90% 이상임을 확인하였고 나아가 경구 섭취함으로써 체내에 축적한 각종 발암 성분을 흡착 및 제거하는 작용을 가졌다는 것을 증명했다. 이러한 결과가 학회에 발표되자 큰 반향을 불러 일으켰다.

실로 교묘한 구조이지 않은가? 잘 만들어진 추리소설을 읽듯이 범인(암)이 도망갈 길을 잃어버리고 마는 완벽하게 짜여진 함정이 눈에 보이는 것 같다면 너무 과장일까?

암 세포를 직접 죽이는 기능이 없다는 점은 언뜻 보기에 약하게 보일 수 있다. 하지만 반대로 생각하면 항암제나 방사선 치료와 같이 잘못하여 정상 세포도 손상시키는 위험성도 없다는 것이고, 또 암 세포를 무리하게 죽이지 않아도 그 신생혈관을 저해하여 암 세포의 활동을 억제시킨다. 이로써 침윤을 일으키지 않으면 암은 죽은 것이나 다름없다.

전이를 막는 시스템도 완전히 놀랄 만하다. 암 세포가 전이하는데 필요한 접착 분자가 없으면 암 세포는 전이하고 싶어도 전이할 수 없다.

암 세포의 독소를 흡착 및 제거한다는 사실은, 길고 괴로운 투병 생활을 피할 수 없게 된 환자에게는 희소식일 것이 분명하다.

암에 한정하지 않아도 통증이란 무엇보다도 괴로운 일인데, 특히 암 환자에게 그 괴로움은 매우 견디기 힘든 것이다. 특히 말기 암일 경우, 환자의 70%는 통증에 시달리고 있다. 그 통증도 약 절반의 중간 정도, 그리고 30%가 견딜 수 없을 만큼의 통증이라고 한다.

암은 이와 같이 괴로운 통증을 수반하는 병인데, 일본에서 페인 클리닉(Pain Clinic, 암, 동통(疼痛) 치료법)을 실시하는 의료기관은 아직 50% 정도 밖에 없다. 그런 만큼 수용성 키토산에 아픔을 완화시키는 힘이 있다는 점은 대단히 큰 의미가 있는 것이다.

1998년 5월 3일자 『뉴욕 타임즈』가 빅 뉴스로 전한 '기적의 암 특효약'의 뉴스는 전 세계의 주목을 받았다.

미국 보스턴 소아병원 외과조사 연구소 소장인 J · 포크맨 박사가 개발한 신약은 확실히 획기적이고 21세기의 암 특효약으로서 주목받고 있다.

이 개발이 '획기적'인 이유는, 신약이 안지오스타틴(Angiostatin)과 엔도스타틴(endostatin)이라는 2종류의 단백질이라는 점이다. 즉 이 약 자체는 암 세포에 직접 작용하여 이것을 두들겨 부수는 성질은 가지고 있지는 않다. 하지만 안지오스타틴과 엔드스타틴이라는 인체에 미량으로 존재하는 단백질의 혈관 형성에 대한 저해 작용을 이용해서, 암 세포가 새롭게 만든 모세혈관을 파괴하고 암 세포에 영양과 산소를 보낼 수 없게 한다. 그 결과 암의 성장을 억제한다는 것이다.

종래의 서양의학에서는 암에 대한 사고방식의 주류를 차지하던 것으로서 '자르고(수술) 굽고(방사선 치료) 죽인다(항암제 투여)' 라는 말로 대표되듯이 직접 암 세포에 공격을 가하는 것이었다. 그 결과 '암은 박살냈지만, 환자도 죽어 버렸다' 는 비극이 되풀이되어 왔다. 그런데 J·포크맨 박사의 신약은 지금까지의 발상을 180도 전환하여 암 세포의 '보급을 공격' 하는 것이다. 이것은 암의 전이를 막을 뿐만이 아니라 암 그 자체를 무력화해 버리자는 것이다.

암은 무질서하게 증식하여 정상적인 조직에 침윤해서 이것을 파괴하고 나아가 전이한다는 성가신 성질을 가지고 있다. 그런데 그 활동력의 근원인 산소와 영양을 끊어버리면 행동력이 약해져서 축소하여 마지막에는 무해한 상태가 되어 버린다. 바로 이것이 이 개발의 기본사상이다.

이것이야말로 수용성 키토산의 항암 작용과 전적으로 같은 취지에 서는 사상이다. 게다가 체내에 있는 물질을 활성화시킴으로써 암에 대처해 간다는 점에서도 일치한다. 암 세포의 분열을 강한 약으로 억제하는 공격적인 약이 아니기 때문에 부작용의 걱정도 적다. 이것 또한 수용성 키토산의 효능과 같은 좌표에 있다.

'암을 두들겨 부순다' 라는 종래의 항암제와는 근본적으로 다른 발상과 수법으로 고안된 신약 개발 뉴스인데, 수용성 키토산에서는 새로운 동료의 탄생이라고 할 수 있다.

동서양에서 같은 발상에 근거한 암 대응책이 고안되고 있다는 점은 단순한 우연이 아니다. 이는 예전의 단순한 대결에서부터 한 걸음 더 진보된 항암 대책을 더더욱 생각할 수 있는 시기가 되었다는 것을 뜻하고 있다.

암의 종류와 그 특징 및 치료방법

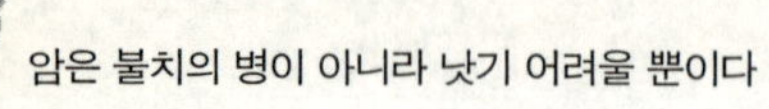 암은 불치의 병이 아니라 낫기 어려울 뿐이다

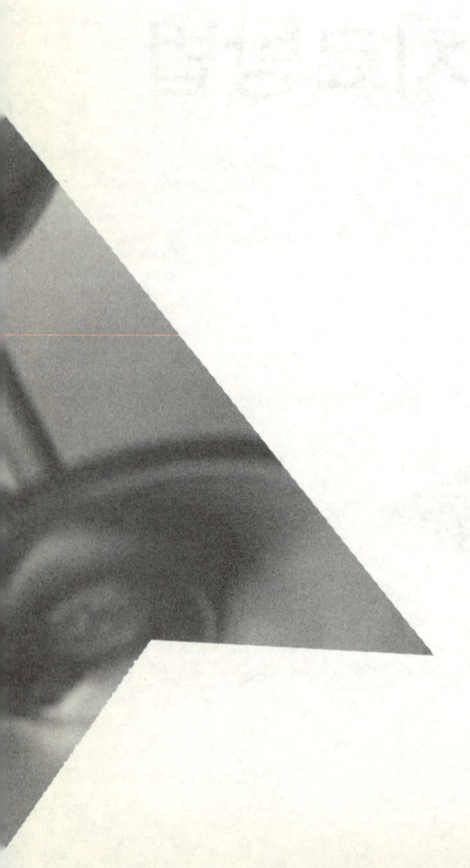

여러 가지 **암 치료방법**

일본의 의학계를 지탱하는 것은 서양의학이다. 서양의학에서 행하는 암 치료의 중심은 수술이다. 암 덩어리를 없애버리는 것은 물론 가장 빠르고 확실한 방법이라고 할 수 있다. 특히 조기에 발견한 암을 완치하기 위한 지름길이라고도 할 수 있다. 그러나 수술 자체의 위험성이나 암 전이의 문제 및 그 부작용은 수술 치료의 큰 결점이다.

항암제(화학요법)에 대하여 일본에서는 이미 100종류 이상 승인되었고 지금도 새로운 항암제가 계속해서 개발되고 있다. 백혈병이나 악성 임파종 등에는 효과가 있지만 위암, 간장암 등 이른바 고형암에 대해서는 어떤 효과도 없는 상황이다. 그러니까 고형암의 경우는 수술 후의 재발 방지를 목적으로 하여 보조적으로 이용되거나 암이 너무 커서 도저히 절제할 수 없는 경우에 투여하며, 이것을 조금이라도 작게 하여 절제 가능하게 하거나 광범위한 재발의 진행을 일시적으로라도 늦추어 생명을 연장하는 경우에 사용하는 것이 일반적이다.

그러나 항암제는 암 세포를 직접 죽이는 것이기 때문에 당연히 앞에서 서술한 것처럼 암 세포 외의 정상 세포에도 악영향을 미친다. 바로 여기에 이 치료법의 한계가 있으므로 부작용도 생기는 것이다. 하지만 이 요법의 장점과 단점을 충분히 알고 사용하는 한 이것도 큰 전술이다. 최근에는 여러 가지 부작용을 경감하는 방법을 연구하여 보다 많은 양을 암 세포에 충돌시킨다는 연구도 하고 있다.

방사선 치료는, 수술 불능의 경우나 수술의 보조적 치료로서 이용되는 것이 일반적이다. 하지만 항암제와 병용하는 방법이나 면역요법과의 병용방법도 있어 활용방안은 꽤 넓다. 그러나 이것도 암의 크기나 방사선에 대한 감수성의 정도에 따라 치료효과에 한계가 있다. 방사선의 부작용도 무시할 수 없으며, 조사(照射) 횟수도 많으면 새로운 암이 발생할 수 있다는 설도 있다.

그 외에 면역요법, 한방약, 식사요법, 온열요법 등의 민간요법도 효과가 좋다. 하지만 안정된 효과가 확보되지 않았기 때문에 사람에 따라서 또 암에 따라서 한계가 있다. 이러한 방법은 서양의학의 방법과 달리 부작용이 적어서 곧잘 치료에 이용하기도 한다.

암의 부위나 진행단계에 따라 병원에서의 치료방법은 많이 달라진다. 그러한 치료방법을 잘 듣고 이해하는 일은 암 치료에서는 중요한 일이다. 가능한 한 부작용을 최소한으로 억제하여 빨리 회복할 수 있도록 최선의 방법을 선택하는 것은 의사의 일만이 아니라 환자나 가족도 함께 생각하지 않으면 안 된다.

다음으로 부위별 및 단계별로 병원에서 행하는 치료방법에 대하여 간단하게 설명하겠다. 수용성 키토산은 어떤 암에도 효과적이다. 데이터의 수치나 실제 사례의 양상은 우리가 모은 데이터나 우리에게 전해진 보고 등에 기초를 두고 있다.

위암

불명예스럽게도 일본의 위암 발생율은 세계 1위이다. 위암의 원인은 염분을 과다 섭취하여 위궤양과 파이로리균(Helicobacter pylori)에 감염되는 것이라고 일반적으로 알려져 있다. 위를 투시하는 기술적 향상과 내시경의 진보에 의해 조기진단 방법이 확립되어 암의 진행도에 대응한 수술방식도 표준화되고 있다. 외과요법이 중심인데, 근치수술(根治手術)의 5년 생존율은 50%를 넘어 상당한 기록을 올리고 있다.

위암의 대부분은 선암(腺癌)이므로, 방사선요법으로 치료하는 것은 극히 드물다.

항암제는 효과적인 것은 거의 없고, 여러 가지 정제를 병용함으로써 유효한 예가 겨우 보일 정도이다. 그러나 TS1이라는 경구 항암제는 완치를 기대할 수 없지만 치료효과가 있다고 보고되고 있다. 최근에는 항암제를 수술 전에 투여함으로써 본래 같으면 절제불능의 위암을 절제가 능하게 된다는 증례도 많이 보고되고 있다. 조금씩이지만 진보가 보인다는 말이다.

위암을 조기 발견했을 때에 한하여 5년 생존율은 90%를 넘고, 수술도 안전하며 수술 후의 면역 저하도 무시할 수 있을 정도이다. 조기발견, 조기수술이 대원칙이고, 이것은 중요하다. 암이 조기발견되면 조기수술을 권한다.

수술 후의 재발방지를 위한 경구 항암제에 대해서는 큰 기대는 하지 못한다. 또한 그 부작용을 생각하면 신중해지지 않을 수 없다. 그 대신 재발방지와 전이방지를 위해 수용성 키토산을 복용할 것을 권한다. 또 수술하기 전에 수용성 키토산을 복용함으로써 암이 작아져 본래 같으면 절제불능의 위암이 절제가능하게 된다는 사례도 많이 보고되고 있다. 그 보고서에 의하면 수용성 키토산을 하루에 3~5회, 1회 10알을 경구 복용함으로써 재발과 전이는 거의 볼 수 없었다. 복용 후에 회복이 빨라서 5년 생존율은 95% 이상이다. 거의 100%에 가깝다. '암은 낫는다' 는 것은 이제 상식이다. 재발방지를 위해서도 생활의 개선은 매우 중요하다.

간장암

간장암은 대단히 치료가 곤란한 암 중의 하나이다. 그 이유는 조기 발견이 어렵고, 자각 증상이 나타났을 때에는 꽤 진행되어 있기 때문이다. 암에 걸리는 원인은 주로 C형 간염, B형 간염, 장기간에 걸친 알코올 섭취 등이다.

암에 의해 간 기능이 저하되면 장해를 일으킨다. 더 진행되면 복수나 황달 등의 증상이 나타나기도 한다.

간 기능의 저하 정도에 따라 치료방법을 나눌 수 있다. 조기이면서 또한 간 기능의 저하는 적고 복수나 황달 등의 증상을 볼 수 없는 경우는 수술을 권한다.

종양 마커 검사법과 초음파, CT 등의 화상 진단의 보급에 의해 간장암의 조기발견이 가능하다. 그 치료방법의 주력은 수술이다. 보조치료로서 알코올 주입법, 젤라틴을 동맥에 채우는 방법도 있다. 또 최근 일본에서 이용되는 입자선 빔(Beam)이 간장암 치료에 큰 효과를 발휘하는 것 같다.

그러나 간장암은 그 80%가 간경변이나 만성 간염이라는 장애가 있는 간장에 발생하기 때문에 이러한 간 장해가 있는 환자를 주의하여 추적할 수 있다는 이점이 있다. 그러나 막상 수술을 시도하려고 하면, 이 간 장애 때문에 수술을 보류하지 않으면 안 될 경우도 결코 적지 않다.

그러니까 간장암의 경우, 암의 진행도와 더불어 간 기능 상태에 따라 수술 적용이 정해진다. 즉 암이 작아도 간 기능장애가 고도이고 복수나 황달을 볼 수 있을 때에는 수술이 불가능하다. 반대로 암은 꽤 크더라도 간 기능이 양호하게 유지되고 있다면 수술이 가능하다.

진행한 간장암에는, 일반적인 방사선 치료도 화학요법도 우선은 기대할 수 없다. 초기의 암에 대하여 에탄올을 직접 주입하여 순(純) 에탄올의 탈수고체화작용으로 암 세포를 고화파괴(固化破壞)하고 병소를 작게 하는 방법, 혹은 혈관 카테텔(Katheter)을 이용하여 젤라틴 등의 색전물질을 주입함으로써 목적 혈관을 폐색(閉塞)하여, 암 세포에 영양 장애를 일으켜 암 세포를 아사(餓死)시키는 치료법에는 효과가 있는 예가 늘고 있다. 진행도에 따라 이러한 특수한 치료방법도 권할 수 있다.

또 수용성 키토산을 복용하면 간 기능이 개선되어 면역력이 증강하므로 간장암의 치료에 대단히 효과적이다. 일반적으로는 20~50알이 적당한 양이다. 필자의 바로 옆에 있는 보고서의 예에서는 수용성 키토산의 복용에 의해 조기에 간 기능을 개선할 수 있었을 경우, 수술은 양호하며, 5년 생존율은 90% 이상에 이르고 있다. B형 간염과 C형 간염 환자 분은 암에 걸리지 않도록 빨리 수용성 키토산을 복용할 것을 권한다. 일반적인 방사선 치료와 화학요법은 별로 권할 만한 것이 못된다.

대장암

대장은 맹장, 상행결장, 횡행결장, 하행결장, S자상결장, 직장으로 구성되었으며 그 부위에 생기는 대장암에는 결장암과 직장암이 있다. 대장암은 결코 예후가 나쁜 암은 아니다.

그러나 대장의 검사는 위의 검사보다 복잡하고, 집단검진도 겨우 그 단서가 잡힌 지 얼마 되지 않아 조기발견이 쉽다고는 말할 수 없다. 특히 직장암의 경우는 스스로 치질이라고 믿거나 항문의 진찰은 어딘지 모르게 꺼려져 조기발견의 기회를 벗어나는 경우도 많다. 이러한 사람에게는 인보체제단백(人補體制御蛋白, DAF) 검사법을 권한다.

또 직장암에서는 절제 후에 인공항문을 사용해야 되는 경우도 많은데, 이것 때문에 수술을 거부하는 사람도 많다.

　그러나 대장암이라고 해서 무조건 인공항문을 사용해야 하는 것은 아니다. 또 비록 인공항문이 되더라도 꼭 일상생활에 지장을 초래하는 것이 아니라는 점을 이해해야 한다.

　방사선 치료는 국소 재발 방지에 온열요법과 병용되기도 하는데, 적용 범위는 한정되어 있다.

　항암제도 다른 고형암처럼 별로 기대할 수는 없지만, 시험 삼아 사용해도 괜찮을 것이다.

　암 세포가 대장으로부터 간장에 전이되기 쉬우므로 반드시 간장의 검사를 실시해야 한다. 만약 간장 전이가 된 초기라면 에탄올 직접 주입법 혹은 간동맥색전요법(肝動脈塞栓療法, TAE)을 권한다. 그러한 방법으로 간장에 전이된 암에 효과가 있었던 예는 적지 않다.

　대장암이 발생하는 메커니즘은 해명되었다. 그 가장 위험한 인자는 대장의 내벽에 생기는 폴립(Polyp)이다. 대장 폴립을 방치하면 대장암으로 바뀔 가능성이 극히 높다. 그 외에 고지방(동물성 지방)이면서 식물 섬유가 적은 식생활, 운동이 적은 생활이 암 발생의 원인이 되며 특히 40대 이상의 사람이 대장암에 걸리는 일이 많다.

　수용성 키토산의 복용은 대장암의 예방과 치료에 매우 효과적이다. 예방에 10~15알, 대장 폴립이 생기기 쉬운 사람에게 30알, 대장암 치료에는 40~50알이 적당하다. 변통을 좋게 하기 위하여 물을 좀 많이 마시는 것도 중요하다. 장폐색 등의 증상이 나타날 경우에는 입원치료를 권한다.

수용성 키토산을 이용하는 종합적인 치료방법으로 치유율은 85~95%로 보고되고 있다. 대장암은 오래 치료할 필요가 있다.

식도암

고령자에게 많으며, 림프절에 전이할 확률이 높은 식도암은 90%가 편평상피암이므로 방사선 치료도 효과가 있다. 그러나 방사선 치료만으로 치유율이 높지 않을 경우에는 수술과 화학요법을 병용하기도 한다.

림프절에 전이했을 경우에 수술을 대신하는 치료법은 아직 찾아내지 못했다. 일단 수술 전·수술 후의 보조요법으로서 방사선과 항암제를 이용한다. 항암제는 블레오마이신(Bleomycin) 및 시스플라틴(Cisplatin)이 비교적 효과적인데, 높은 유효율을 나타내는 데에는 이르지 못하고 있다. 또 수술 후의 보조요법이라고 해도 그 효과가 입증되지 않은 것이 현 상황이다.

따라서 치료의 중심은 수술인데, 현재는 기술적인 진보나 수술 후 관리의 향상에 의해 예전처럼 대수술이라는 느낌은 들지 않는다. 그러나 고령자가 많다는 사실과 림프절에 전이할 확률이 높은 점 등등의 문제 때문에 종합적인 치료계획이 필요하다.

수용성 키토산, 프로폴리스(Propolis) 등의 건강식품과의 병용이 대단히 좋은 결과를 가져왔다는 보고가 많이 있다. 식도암의 경우, 수용성 키토산을 물에 풀어서 마시는 편이 좋다. 떫은 맛이 있기 때문에 소량으로 몇 차례로 나누어 마실 것을 권한다. 프로폴리스도 주스나 물과 함께 마신다.

또 수술할 때에 될 수 있는 한 넓은 범위의 림프절을 적출하는 방법도 있다. 이 방법은 5년 생존율을 기록한다고는 하지만 많은 문제점이 있다. 확대 적출수술이 종래의 수술에 비해 우수한지 여부에 관한 평가는 아직 정해지지 않은 것이 현 상황이다.

방사선 및 항암제의 부작용 경감을 위해서는 수용성 키토산이 하루 30~50알 필요하다. 담배나 음주 등의 자극물은 당연히 피하는 편이 좋다.

병상을 잘 파악한 다음 종합적인 치료방법을 시행하는 것은 식도암 치료에 있어서는 매우 중요하다. 잘 생각하여 주치의와 상담하면서 여러 가지 방법을 동원하여 암과 싸우자. 그렇게 한다면 치유율은 결코 낮지 않다.

유방암

유방암은 조기발견, 조기치료가 가능하며 암 중에서 가장 예후가 양호한 것 중의 하나이다. 치료의 중심은 뭐니뭐니해도 수술인데, 여성에게는 큰 결심이 필요한 방법이다. 그래서 다른 치료방법도 많이 사용하는데 일정정도 효과가 있다.

수술은 가슴의 근육도 함께 절제하는 이른바 정형적인 유방 절단방법이 좋은 성적을 얻고 있지만, 그러나 최근에는 가슴 근육을 가능한 한 남기는 축소 수술로 가는 경향이다. 몸의 표면에 하는 수술이므로 수술 후 합병증의 걱정도 거의 없고 어려운 수술이 아니기 때문에 병원에서도 많이 권한다.

수술에 대한 우려 중에 미용적 혹은 정신적인 이유가 더해져서 수술을 싫어하는 사람도 적지는 않다.

수술을 하지 않고 방사선 치료와 화학요법도 일정한 효과를 거두고 있으며, 나아가 내분비요법도 유효하다. 수용성 키토산도 아주 효과적이라는 사례가 많다. 이러한 방법을 전략적으로 도입한 유방암의 종합 치료법은 그 치유율이 95% 이상에 이른다. 하지만 유방암은 재발율이 높기 때문에 수용성 키토산을 장기적으로 복용하는 것이 무엇보다 중요하다.

또 유방암은 유전적인 요소를 가지고 있다. 때문에 모친이나 조모, 그 자매에게 유방암의 이력이 있다면 그 여성은 유방암에 걸릴 확률이 높다. 예방을 위해서 수용성 키토산을 하루에 10알 정도 복용하라. 최근에 재발 혹은 예방을 위해 타목시펜(Tamoxifen)과 라록시펜(Raloxifen)을 복용하는 사람이 점점 많아지고 있다.

폐암

매일 140명 이상이 폐암으로 사망하고 있다는 사실을 아는가? 암의 종류에 따라 악성도도 다르기 때문에 화학요법이나 방사선 치료에 대한 반응도 다르다.

악성도가 극히 높은 소세포암은 급속히 진행되기 때문에 한 번이나 두 번의 검진을 가지고는 조기에 발견되는 일이 드물다. 게다가 수술을 해도 곧바로 재발하는 일이 많기 때문에 진단되면 곧 수술을 할 것이 아니라 수술 전에 화학요법을 실시하고 나서 수술하는 추세이다.

수술 후에 보다 강력한 화학요법이나 방사선 치료를 실시하는 경우도 많아 악성도가 높을수록 화학요법이나 방사선 치료에 잘 반응한다. 그러나 선암이나 편평상피암 등은 비소세포암이라고 불리지만, 악성도가 낮은 만큼 화학요법이나 방사선 치료로 효과를 기대하기는 어렵다. 따라서 수술이 중심이 되어 시스플라틴을 투여한 이후에 남은 암에 대하여 방사선 치료를 실시하는 방법이 일반적이다.

폐암에는 수용성 키토산의 반응이 좋다. 이따금 열이 나는 일이 있지만, 38도 이하라면 걱정할 일은 아니다. 일반적으로 하루에 50알 이하가 적당량이다.

폐암은 확실히 치료하기 어렵기 때문에 끈기 있게 여러 가지 방법을 시도해야 한다. 수용성 키토산을 이용하는 치료법의 치유율은 70~90%를 기대할 수 있다.

말기의 경우라도 포기하지 말고 적극적으로 치료를 받도록 하자.

폐암 환자는 특히 감기 등에 걸리지 않도록 또 폐렴의 병발을 절대로 일으키지 않도록 주의하면서 치료를 계속하는 것이 중요하다.

난소암

난소는 골반의 깊은 곳에 있으므로 조기발견 수단이 부족하고 또 난소암 특유의 증상도 없기 때문에, 복강 내에 병소가 만연한 상태로 발견되는 일이 많다. 따라서 수술만으로는 근치의 가능성은 적지만, 항암제인 시스플라틴의 개발에 의해 꽤 좋은 결과를 얻을 수 있게 되었다.

즉 수술에 의해 전부 절제할 수는 없어도 가능한 한 절제하여 잔존부(殘存部)를 적게 한 다음 수술 후 시스플라틴을 투여하는 방법이라든지, 수술 전에 시스플라틴을 우선 투여해 종양을 축소한 뒤 수술을 하여 근치성(根治性)을 기대하는 등, 수술과 항암 화학요법의 병용에 의해 치료 성적이 매우 향상되었다.

이러한 진단과 치료의 특성 때문에 난소암의 경우, 진단을 위해 혹은 치료효과를 판정할 목적으로 시험적으로 개복하는 일이 많다. 이 시험 개복이 난소암의 치료방식 중에서 중요한 역할을 다하는 면이 다른 장기의 암과 다른 부분이다. 방사선 치료도 때로는 유효하지만 시스플라틴이 등장한 이후, 이전만큼은 많이 사용하지는 않는다. 다른 고형암에 비해 항암제가 유효하므로 생존율은 개선되고 있다.

수용성 키토산은 수술 전에도 장기의 예후에도 큰 도움이 된다. 하루의 복용량은 20~30알이면 충분하며 식생활과 생활 습관의 개선도 예후에 유익하다.

췌장암

췌장암은 악성종양에 의한 사인 중에서 해마다 증가하는 경향을 보이고 있다.

췌장은 해부학적으로 보아 십이지장, 총담관(總擔管), 문맥(門脈), 상장관막동정맥 등의 중요기관에 인접하기 때문에 치료의 주력은 역시 수술이다.

항암제도 거의 기대할 수 없는 데다가, 방사선 치료도 외부로부터의 조사(照射)에 관해서는 효과가 있다고 말할 수 없다. 수술 중에 실시하는 술중조사(術中照射)는, 직접 췌장암에 조사할 수 있으므로 다소 효과가 있기는 하다.

종양 마커나 초음파, CT 등의 화상 진단이 진보한 현재에도 조기발견이 가장 어려운 영역이기 때문에, 발견되었을 때에는 진행이 현저한 상태인 경우가 많다. 때문에 절제하지 못하는 경우가 많고, 다행히 절제할 수 있어도 앞에서 서술한 것처럼 꽤 큰 수술이므로 면역 기능이나 소화 기능의 저하는 면할 수 없다. 또 수술 후의 보조요법도 충분히 수행할 수 없는 경우가 많다.

이것을 효과적으로 이용할 수 있는 치료방법이 적다는 것인데 뒤집어서 말하면, 수용성 키토산의 활용이 다른 경우보다 한층 중요하다는 것이다. 수용성 키토산의 복용량은 하루에 50알 정도가 적당량이다.

신장암

자각 증상이 부족하며 혈뇨도 모두에게 있는 것은 아니다. 신장암 특유의 종양 마커도 없다는 등의 이유 때문에 조기발견이 쉽지는 않다. 그러나 초음파나 CT 등의 화상 진단의 진보에 의해 종합건강 진단 등에서 우연히 발견되는 일도 많아져, 이전보다 조기발견 가능성은 늘고 있다.

치료의 중심은 역시 수술이며, 광범위한 림프절 적출도 포함된 확대 수술이 일반적이다. 치료성적도 향상했지만, 뼈 등의 원격 부분에 대한 전이가 일어나기 쉽기 때문에 전체적으로 예후가 좋다고는 말할 수 없다.

방사선 치료는 수술의 보조요법으로서 이용되는데 매우 효과적이라고는 말할 수 없지만, 뼈 전이 등의 동통(疼痛)의 제거 등에는 효과가 있다. 화학요법은 거의 효과가 없다.

인터페론은 신장암 중의 어떤 종류의 것에는 유효한 경우도 있지만 효과가 있는 방법이라고는 말하기 어렵다. 수술 이외에 유효한 치료법이 없는 것이 현재의 상황인데, 수용성 키토산은 매우 유망하다. 수용성 키토산이 신장의 대체 기능을 다하여 신장 기능 개선으로 이어진다. 신장병과 암의 예방, 치료에 효과가 높은 방법이라고 할 수 있다.

수용성 키토산은 하루 50알이 적당하며 신장병을 위해서라면 30알이면 된다.

전립선암

고령 남성에게 많이 생기는 암이다. 뼈에 전이되기 쉽다. 암이 전립선 안에 머무를 경우에는 수술을 하고, 주위에 이미 퍼진 경우는 방사선요법이나 내분비요법을 실시한다. 전립선암 중에서 호르몬 의존성이 높은 것에는 이 내분비요법이 큰 효과를 나타낸다. 그러나 그 외의 화학요법은 기대할 수 없다.

암 성장의 억제, 전이 방지 및 통증을 경감하는 데에는 수용성 키토산, 콘드로이틴(Condroitin)과 글루코사민(Glucosamine)을 꼭 권한다. 육류 등을 삼가는 일도 치료와 재발 방지에 극히 중요하다.

호르몬 의존성이 높은 것은 내분비 조정약을 오래 복용할 필요가 있기 때문에 함부로 그만두면 안 된다. 처음에는 수용성 키토산을 하루에 30~40알, 3개월 후에는 하루에 20알 복용하면 된다.

자궁경부암

치료의 기본은 수술과 방사선 치료이다. 즉 진행도가 낮은 경우에는 수술을, 진행도가 높은 경우에는 방사선 치료가 원칙이다. 화학요법은 어디까지나 보조적 수단이다. 수용성 키토산의 병용으로 완치율도 90% 이상이 된다고 말할 수 있다.

방광암

치료의 중심은 수술이다. 진행도가 낮은 경우에는 방광 기능을 온존하는 수술 방식을, 진행도가 높은 경우에는 방광을 전적(全摘)한다. 화학요법은 기대할 수 없다. 수용성 키토산과 병용함으로써 진행도가 낮은 단계에서 수술을 할 수 있을 경우의 예후는 극히 양호하지만, 그 외의 경우에는 한층 더 종합적인 조치가 필요하다. 수용성 키토산을 하루에 30~50알 복용하면 적당하다.

골육종

10대 남성에게 많으며, 10대 남성이 무릎 주변의 통증을 호소하여 특별한 원인도 없이 통증이 점차 강해질 때에는 이 병을 의심해야 보아야 한다.

치료 성적은 현저하게 향상해 왔다고는 해도, 여전히 효과가 나오기 어려운 부류에 속한다. 진단이 확정되는 대로 가능한 한 빨리 수술 전의 화학요법을 실시하고, 그 후에 수술을 하는 방법이 최근의 방식이다.

그리고 수술방법도 환부인 다리를 절제하지 않고 될 수 있는 대로 온존하려고 하는 경향이다. 화학요법은 엄밀하게 계획을 세워서 거기에 따라 제대로 실시해야 한다. 수용성 키토산 및 상어의 연골을 이용하여 상당한 성공을 거둔 예도 있다.

피부암

유극세포암과 기저세포암이 주된 것인데, 모두 진행이 완만하고 전이도 적으며, 화학요법이나 방사선 치료의 효과도 높아서 예후는 양호하다. 수용성 키토산으로 완치한 예도 많아, 피부의 보호에도 수용성 키토산을 사용하고 있다.

악성 흑색종

최근 치료 성적의 향상이 보이는데, 역시 예후가 좋지 않은 부류에 속한다. 우선 조기발견이 바람직하다. 성인이 되어 발생하며, 급속히 커지는 검은 점은 주의해서 보아야 한다. 일본에서는 특히 다리의 뒤쪽, 손바닥, 손톱이나 발톱 아래에 많아 치료상 특별한 배려가 필요하다.

첫 회 수술이 불완전하면 예후는 극히 나빠진다. 치료는 수술이 중심이다. 수용성 키토산 등 면역요법도 좋은 효과를 거둔다. 화학요법은 다른 피부암 정도의 효과는 볼 수 없기 때문에 권해지지 않는다.

소아암

소아암은 결코 보기 드문 병이 아니기 때문에, '어린아이니까 설마' 라고 생각하는 것은 금물이다. 성인의 암에 비해 소아암의 특징은 우선 암의 발생 부위가 다르다는 것이다.

성인과 같이 위나 대장 등 소화기에 나타나는 일은 적고, 뇌나 신경계, 간, 신장이라는 경우가 많고, 또 화학요법 등의 약제가 잘 듣는다. 부작용의 억제, 조기회복 및 재발 방지를 위해 수용성 키토산이 효과적으로 이용되고 있다. 치유율의 보고도 90% 이상이다. 10세 이하의 어린 아이는 하루에 10알 이하로, 10세 이상이면 하루에 30알까지도 괜찮다.

뇌종양

암 치료의 대상이 되는 뇌종양은 주로 신경교종(신경세포의 일종, 글리아 세포(glia cell, 신경교세포)로부터 발생하는 종양)이다. 신경종에는 비교적 진행이 늦은 분화형과 진행이 빠른 미분화형이 있으며 각각을 또 몇개의 종류로 나눌 수 있다. 그 종류에 따라 발전 양식이나 방사선 치료에 대한 감수성이 다르므로, 치료 방침이나 예후에 차이가 있다. 일반적으로 악성 뇌종양의 치료는 3기로 나눌 수 있다.

- 도입 치료 : 신경교종은 뇌실질(腦實質) 속에서 침윤성(浸潤性)을 가지고 증식하므로, 이것을 전부 절제하기는 불가능하다. 뇌의 특질상, 다른 장기와 같이 정상적인 부분도 포함하여 크게 떼어낼 수도 없다. 그러므로 가능한 한 많이 절제하는 것과 두개내압(頭蓋內壓)을 줄이는 것이 주된 목적이다. 수술 후의 방사선 치료와 화학요법의 병용에 의해 효과를 높일 수 있어 분화형의 경우에도 반수 이상의 효과를 보였다.

- 유지 요법 : 일정한 계획 아래에 화학요법을 반복하여 도입 치료의 효과를 유지하는 방법이다. 여러 가지 정제의 병용이나 동주요법(動注療法) 등의 연구가 이루어지고 있다.

- 근치를 기대하는 치료 : 주된 방법은 면역요법이다. 최근에는 인터페론에 TNF나 인터로이킨(Interleukin) 등이 더해졌다. 수용성 키토산의 병용으로 상당히 좋은 성적을 얻었다. 예후는 종양의 종류에 따라 다르지만, 도입 치료의 성과 여하가 큰 인자이다. 즉 수술로 어느 정도 절제할 수 있느냐에 따라 달라진다. 가령 분화형 신경교종일 경우, 수술 시에 100% 절제할 수 있지만 5년 생존율은 80%인

데, 50% 절제의 예에서는 40%대이다.

갑상선암

85%를 차지하는 분화형 암의 치료 성적은 극히 양호하다. 나머지 15%를 차지하는 미분화 암의 치료 성적은 별로 좋지 않다.

분화형 암의 치료는 수술이 중심이며, 호르몬제나 수용성 키토산 등을 병용하면 치유율이 90% 이상이다.

백혈병

최근 몇 년 동안에 소아 백혈병의 치료 성적은 현저하게 향상했다. 소아 백혈병의 특징은 급잠형(急潛型)이 90～95%를 차지한다. 2개중에서도 3～5세의 유아기에 발생이 많은 급성 림프액성 백혈병이 많은데 그 예후도 양호하고, 수용성 키토산과 병용함으로써 70% 이상의 완전 치유를 기대할 수 있다.

성인 백혈병은 소아에 비해 일반적으로 예후가 좋지 않다. 급성 백혈병 중에는 화학요법에 대한 감수성이 높은 경과를 더듬는 것도 있지만, 그 예후는 결코 좋지 않다. 골수이식에 많은 기대를 하는 것이 현 상황이다. 수용성 키토산의 장기 투여로 부작용 없이 진행을 늦추는 관해(寬解, 병상이 경감, 혹은 거의 소실하여 임상적으로 컨트롤된 상태) 등의 효과가 있다.

악성 임파종

소아 백혈병처럼 화학요법이 유효하며, 화학요법이 믿을 만한 효과를 주는 암 중의 하나이다. 방사선 요법을 보조수단으로 실시한다. 그 치료에 임하여 항암제의 효과를 지속시킨다든지 그 부작용을 억제하기 위해 수용성 키토산은 매우 효과적이다.

두경부 종양

두경부는 소리를 내는 일, 씹는 일, 삼키는 일, 나아가 미용적인 면 등 생활의 질과 깊은 관계가 있으므로 치료가 복잡하다.

- 상악암(上顎癌, 위턱의 암) – 방사선요법, 화학요법 및 수술에 의한 복합 요법을 실시하는데, 그 내용이나 시기적 순서 등은 시설에 따라 다르다.
- 설암(舌癌, 혀의 암) – 임파선 전이가 없는 예에서는 원칙으로서 라듐 침(針)에 의한 조직내조사(組織內照射)를 실시한다. 화학요법은 별로 기대할 수 없다. 절제하는 경우에는 재건방법을 동시에 실시하여 기능의 온존을 도모한다.
- 구강저암(口腔底癌, 구강 바닥의 암) – 혀와의 경계부에 궤양을 만들어 아래턱 뼈에 진전되기 쉬우므로 방사선 치료보다 수술의 대상이 되는 경우가 많다.
- 후두암(喉頭癌) – 발성(發聲)과 관계되므로 조기발견이 가능하기 때

문에 비교적 초기에 발견되는 암이 많은 것이 특징이다. 방사선 치료는 효과가 있다. 재발할 때에는 후두를 전부 적출하는 수술을 실시하는데, 좋은 성적을 올리고 있다.

● 하인두암(下咽頭癌) - 후두암과 반대로 진행된 예가 많아 종합적인 치료방법을 요구하는 병이다.

이상의 암에도 수용성 키토산을 하루에 30알 복용함으로써 꽤 좋은 효과를 기대할 수 있다.

암이
작아졌다, 사라졌다

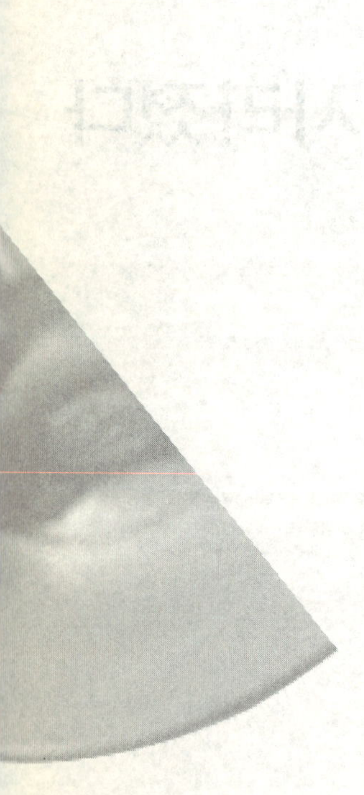

수술하지 않고 암이 사라졌다(위암)

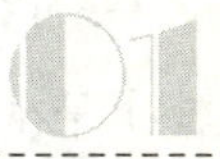

오츠카 게이죠(大塚桂三) 씨(도쿄도(東京都) / 68세 / 무직)

담배도 술도 정말 좋아한 나는 의사에게 '간장에 나쁘기 때문에 하지 말라' 는 충고를 자주 받았지만, 아무리 애를 써도 그만둘 수가 없었다. 작년 12월 무렵부터 갑자기 식욕이 없어지고 눈에 띄게 야위어 갔다. 밥을 입에 넣으면 구토가 났다. 위가 아플 때는 시판되는 위약을 복용하면서도 식사 대신 술을 많이 마셨다. 65Kg의 체중은 불과 1개월 만에 53Kg까지 떨어졌고 정월 8일에 드디어 빈혈로 쓰러져 입원하게 되었다. 검사한 결과, 간장보다 위쪽에 문제가 있어 암 센터에서의 정밀검사를 권유받았다.

'내가 암에 걸렸구나' 라고 느꼈다. 최근 수술한지 얼마 되지 않고 죽은 친구가 있었으므로, 암 센터에는 무서워서 갈 수가 없었다. 그러나 보다 못한 친구가 대학병원을 소개해 주었으므로 어쩔 수 없이 정밀검사를 받았다.

그곳에서는 분명하게 '위암' 이라고 선고받았다. 의사 선생님에게 병상을 물어보았더니 '상부에 1.5cm 정도의 암이 3개 있습니다. 빨리 수술하지 않으면 이미 늦어져서, 길어봐야 1년 정도일지도 모릅니다' 라고 말했다. 이 선고를 받았을 때의 공포와 절망감은 지금도 잊을 수가 없다.

그렇지만 죽은 친구도 있어, 아무래도 수술은 싫었다. 마침 그 무렵 신이 구제의 손길을 내밀어 주신 건지, 친구가 '수용성 키토산' 을 소개해 주었다.

친구의 이야기를 듣고 수용성 키토산으로 위암을 고쳐보기로 결심했다. 처음은 한 번에 10알을 하루에 5번 그대로 복용하였다. 그런데 위가 아팠기 때문에 주스에 혼합하여 마셨더니 위의 상태가 많이 좋아졌다. 이와 같이 2개월 동안 담배와 술을 끊고, 의무라고 생각하며 매일 수용성 키토산 50알을 꼬박꼬박 복용했다. 3월이 되자 식욕이 생겼고 체중도 60Kg까지 회복했다. 그리고 병원의 정기검진에서는 '암이 작아지고 있다' 는 말을 들었다.

그 결과를 들은 나는 몹시 기뻐서, '암은 두렵지 않다, 나는 암을 이겨낼 수 있다' 는 자신감을 가지기 시작했다. 담배, 술을 그만둔 것 외에도 육류나 짠 음식도 피하도록 하였다. 이 무렵에는 하루에 50알을 그대로 마셔도 전혀 위화감을 못느꼈다.

수용성 키토산을 복용하기 시작한 지 반 년이 되는 6월의 검사에서는 '위암의 징후가 사라졌다' 는 믿을 수 없는 결과가 나왔다. 수용성 키토산으로써 암을 이겨냈다! 수술하지 않고 암이 사라졌다! 정말로 기뻤다.

재발을 방지하고 건강을 유지하기 위해 지금도 매일 수용성 키토산 30알을 마시고 있다. 최근의 정기검진에서는 '이상 없음'이었다. 수용성 키토산의 힘은 잘 알고 있었지만 빈혈의 개선에도 큰 효과가 있는 것을 실감하고 있다. 생명을 구해준 수용성 키토산을 진심으로 고맙게 여기고 있다.

여생 3개월이라고 선고받은
암이 나았다(폐암)

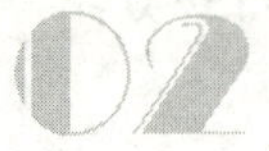

야마모토 노리코(山本典子) 씨(오사카 부(大阪府) / 55세/ 파트타임 근무)

지난 가을, 오사카(大阪)의 새 주택으로 이사한 지 얼마 되지 않았을 때의 일이었다. 돌연 기침이 심하게 나오고 그치지 않았기 때문에 감기약을 복용했다. 그런데 전혀 좋아지지 않고 오히려 말도 할 수 없는 상태가 되어버렸다.

병원에 갔더니 폐의 X레이, 혈액검사, CT 촬영, MRI 검사 등, 약 1주일 동안은 검사만 하였다. 그러다가 미열이 계속되어 식욕도 없어져 밤에 잠을 잘 수도 없게 되었다.

1주일 후에 병원에서 연락이 와서 남편이 병원을 방문했다. 밤늦게 외동딸이 도쿄(東京)에서 황급히 돌아온 것을 보고 '역시 그렇구나'고 생각했다. 남편에게 캐물었더니 실은 말기의 폐암으로 뇌에도 전이하였고, 수술은 불가능하며 살 날이 3개월뿐이라는 대답이었다. 아무리 생각해도 나 자신이 폐암에 걸리다니 생각지도 못했던 일이었다. 담배도 피우지 않고 술도 마시지 않으며, 취미로 테니스를 꾸준히 했으므로 언제나 건강한 줄 알았는데…….

정월까지의 2개월 동안 폐암에 강한 항암제로, 뇌종양에는 방사선으로 치료를 계속했지만 증세는 호전되지 않았다. 게다가 부작용으로 혈담(血痰)이 나오고 걷는 것 말하는 것도 못하게 되어버렸다. 간신히 먹을 수 있는 음식은 죽 밖에 없었다.

검사 결과, 뇌종양이 6군데나 있고 폐렴도 병발하여 폐가 부어 있으므로 산소 흡입 조치가 취해졌다. 이대로 가다가는 치료도 계속할 수 없기 때문에 폐렴을 억제하고 나서 일단 퇴원하였다.

남편과 딸의 말은 알아듣기는 했지만 나는 말을 할 수는 없었다. 산소 흡입을 그만두었으므로 호흡조차 괴로웠다. 확실히 죽음을 기다리는 나날의 연속이었다.

그 무렵 딸의 약혼자가 '수용성 키토산' 12개를 들고 찾아왔다. 자료를 읽은 딸은 수용성 키토산을 믿고 나에게 마시도록 권해 주었지만, 남편은 '어디서 굴러 들어왔는지도 모르는 것을 가지고 암이 나을 리가 없다'고 맹렬히 반발하여 딸과 남편은 크게 싸우고 말았다.

그렇지만 사준 성의를 생각하여 시험 삼아 한 번에 10알 정도를 하루에 3번, 물에 녹여서 우유와 함께 마시기 시작했다. 약 1주일만에 혈담이 적어졌고, 호흡도 조금 편해진 느낌이었다. '어쩌면 효과가 있을지도 모른다' 라고 생각하여 복용하는 양을 하루에 50알로 늘렸다. 50알을 150cc의 물에 녹여 30cc씩, 대략 3시간 간격으로 우유에 섞어서 마셨다. 조금 가려움증만 있을 뿐 별다른 증상은 없었다.

　1개월이 지나자 보통 음식을 먹을 수 있었고, 기침도 멈추었다. 그리고 4월에 들어서자 놀랍게도 걸을 수도 말할 수도 있었다. 그즈음 수용성 키토산으로 암이 완전히 나을지도 모른다고 모두가 생각한 것 같다. 꽃놀이의 계절이어서 암을 잊은 채 여기저기 돌아다니며 기념사진을 많이 찍고 즐겼을 정도니까.

　5월 말 도쿄에 가서 대학병원에서 검사를 받았다. 폐의 암 덩어리와 뇌의 종양 여섯 개 중 네 개가 사라져 있었다. 게다가 나머지 2개는 0.5cm 이하로 작아지고 있었다. 반 년도 못 되는 사이에 수용성 키토산으로 이렇게 훌륭한 결과를 얻을 수 있었던 것은 기적이라고 밖에 생각할 수 없다.

　수용성 키토산 덕분에 뇌종양도 지금은 완전히 사라졌다. 최근에는 남편도 수용성 키토산의 신자가 된 것 같아서 마실 뿐만 아니라, 수용성 키토산에 관한 자료를 모아서 연구를 할 정도이다.

유방암이 없어져 무사히 결혼할 수 있었다

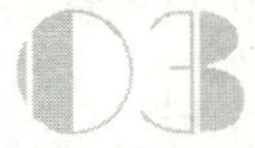

타카하시 야스히코(高橋保彦) 씨(카고시마 현(鹿兒島縣) / 58세 / 회사 임원)

우리 외동딸이 내년 정월에 결혼하기로 되어 있어 나와 아내는 대단히 기뻐하고 있었다.

그 한 달 전에 갑자기 딸이 '가슴이 쿡쿡 쑤신다. 왼쪽 유방에 응어리가 있다'고 하여 급히 병원에서 검사를 받았다. 그런데 왼쪽 유방에 크기 약 2cm의 응어리가 발견되었다. 그러나 양성인지 악성인지는 판명되기 전이었으므로 전문병원에서 검사 받은 결과 암이었다.

주치의로부터 '아직은 조기이므로 빨리 수술하는 편이 좋습니다. 다만 유방의 절반을 떼어내야 합니다'라며 수술의 승낙을 재촉했다. 딸은 무심코 그 자리에서 '예'라고 말해 버렸다고 했다. 집에 돌아오자 아내와 딸은 식사도 하지 않은 채 밤낮으로 울며 지냈다.

결혼하기 전에 유방을 떼어내는 것은 너무나도 큰 상처가 될 것이므로 나는 수술을 반대했다. 딸을 데리고 한 번 더 병원의 주치의에게 상담을 하러 갔다. 그래서 화학 치료와 방사선 치료로 방침을 바꾸기로 하였다. 딸의 약혼자와 그 가족에게도 딸의 병에 대해 솔직하게 이야기하여 병이 나을 때까지 결혼을 연기하기로 하였다.

올해 2월 중순까지 2개월 반, 화학 치료와 방사선 치료를 받았는데 결과는 좋지 않았다. 부작용으로 식욕이 없어져, 검사와 방사선 치료의 상처 자국이 딱딱하게 남고 말았다. 주치의가 역시 수술하는 편이 좋다면서 다시 한 번 '떼어내는' 수술을 권했다. 심각한 고민 끝에 결국 화학 치료와 방사선 치료를 중지하기로 하였다.

그 때 아내가 같은 병원에서 정기검진을 받으러 와 있던 여성과 이야기를 하게 되었다. 이 여성은 47세인데 수술을 하지 않았으며 '수용성 키토산'만으로 자궁암이 사라졌다는 것이다. 게의 껍질로부터 만들어진 건강식품인 키토산을 들은 적이 있었지만, 수용성 키토산은 그것과 어떻게 다른지 전혀 몰랐다. 나는 책방에 가서 키토산에 관한 책을 몇 권 사서 읽었다. 수용성 키토산의 항암작용이 여러 가지로 보고되고 있었다.

반신반의였지만, 시험해 보지 않으면 결론은 나지 않을 것이었다. 우선 수용성 키토산을 사왔다. 그리고 하루에 40알을 딸에게 먹였다.

수용성 키토산을 복용하기 시작한 후 3일째가 되었을 때, 딸에게 식욕이 조금 돌아오는 기미가 보였다. 하지만 얼굴에 습진이 생겨 일하러 가고 싶어도 갈 수 없다면서 싫어하기도 했다. 이것은 호전 반응이라고 설명했지만, 딸은 좀처럼 납득하지 않았다. 수용성 키토산을 20알로 줄여 보았더니 5일 정도 후에는 습진이 나았다. 딸도 안심하고 아침에 일어나자마자 10알, 매번 식사 후에 10알씩, 밤에 자기 전에도 10알, 합하여 하루에 50알을 확실히 마시고 있었다.

4월 무렵이 되자 딸은 미소를 되찾았다. 꽤 자신이 생긴 것 같았다. 의사 선생님은 암이 작아졌고, 또 부드러워졌다고 말하였다. 이대로 계속하면 반드시 사라질 것이라고 우리 가족은 확신하였다.

6월의 검사에서는 기대했던 대로, 수술로 떼어내지 않고도 암이 사라졌다! 기뻐서 눈물이 그치지 않았던 것을 아직 기억하고 있다. 주치의는 그럴 리가 없다고 말하지만, 나는 수용성 키토산의 힘이라고 믿고 있다. 수용성 키토산 덕분에 딸은 8월에 결혼식을 올릴 수 있었다. 우리는 수용성 키토산에 진심으로 감사하고 있다.

수술도 항암제도 없이 암이 사라졌다(간장암)

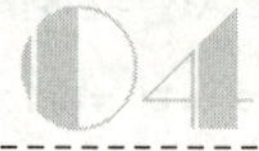

고바야시 쿠니오(小林邦夫) 씨(도쿄도 / 61세 / 회사 임원)

1999년에 대학병원에서 검사를 받은 결과, 간장암이라는 사실을 알게 되었다. 그것이 또 간경변이 되어 수술조차 불가능하다는 진단을 받았다. 그래서 환부에 항암제를 넣고 암 조직으로 통하는 가느다란 동맥을 인위적으로 막히게 하는 동맥색전(動脈塞栓)을 하고 상태를 보기로 하였다.

그러나 2개월 후에 복수가 고였고, 대동맥 주변 림프절에도 암이 전이하였으며 당연히 식욕도 없어 체중이 10Kg이나 줄었다. 이대로 가다가는 죽을 것 같았다. 그 때 회사의 동료로부터 수용성 키토산을 소개받았다. 즉시 구입하여 하루에 50알을 5번으로 나누어 마셨다. 그랬더니 3개월이 지났을 무렵부터 복수가 고이는 현상이 사라지고, 간 기능도 개선되었으며, 식욕도 회복되었다. 죽음을 목전에 두고 나는 건강을 되찾은 것이다.

회사로 돌아와, 이전처럼 일을 하고 있다. 3개월에 1번, 병원에서 검사를 받고 키토산을 계속 복용하고 있다. 검사한 결과, 암이 석화(石化)되기 직전인데, 안심할 상태까지는 가지 않은 수준이므로 일상생활에서도 조심하고 있다.

잘라낸 암의 주위가 딱딱해졌다(위암)

요시모토 켄지(吉本憲二) 씨(시즈오카 현(静岡縣) / 55세 / 물류 회사 근무)

술을 좋아하고 짠 것도 잘 먹는 생활을 죽 계속했기 때문일까, 작년 1월에 갑자기 식욕이 없어지더니 나날이 야위게 되었다. 게다가 위도 쿡쿡 아팠다. 검사한 결과, 위의 윗부분에 덩어리가 있다는 말을 듣고 정밀검사를 권유받았다.

대학병원에서 정밀검사를 받은 그 결과, '이미 위암 제2기입니다. 수술로 위의 3분의 1을 절제하고, 전이 예방을 위해 항암제도 투여해야 합니다. 치유율은 반반입니다'라고 의사가 말했다. 무섭고 두려워서 수술은 일단 보류하기로 하였다.

민간요법으로 낫지 않을까 해서 친구에게 상담했더니 '수용성 키토산'을 소개해 주었다. 곧바로 하루에 4번, 1번에 10알의 수용성 키토산을 복용하기 시작했다. 위에 위화감도 없어 마시기 좋았고, 친구로부터 들은 호전 반응도 있었다. 그래서 물에 풀어서 주스나 된장국에 섞어 하루에 약 60알이나 복용하고 있었다.

그 덕분인지 위의 상태도 많이 좋아졌다. 그리고 약 2개월 동안 술을 끊고 수용성 키토산을 열심히 복용하였다. 그랬더니 식욕이 생기고 체중도 늘어났다. 병원의 정기 검진에서는 '암은 작아졌다'는 결과가 나왔다. 그 때 주치의가 '지금 수술하면 치유율이 높을 것입니다'라고 설명해 주었다. 그래서 가족과도 상담하여 수술할 결심을 굳혔다.

결국 수용성 키토산을 복용하고 3개월이 지난 후 수술로 암을 떼어냈다. 수술을 할 때에는 출혈이 적었던 것 같았다. 그리고 주치의도 놀라던 것는, 잘라낸 암의 주위가 딱딱해져 있었다는 것이었다.

요컨대 암 덩어리 가장자리의 암 세포가 이미 죽어 있었다는 것이다. 이것을 계기로 주치의도 수용성 키토산에 대해 흥미를 가지기 시작했다. 암 세포에 대한 수용성 키토산의 힘을 알게 된 것이다. 수술 후, 항암제를 사용하겠냐고 질문을 받고 내가 거부했더니, 주치의는 웃으면서 찬성해 주었다.

현재 의사 선생님의 지시대로 술, 육류, 짠 음식은 삼가고 수용성 키토산을 하루에 30알 복용하고 있다. 수술 후 반년이 되는 7월의 검사결과, 위에는 특히 문제가 없었다. 올해도 재발 및 전이의 조짐도 나타나지 않았다. 이 결과에 몹시 만족한다.

화학요법을 거부, 7개월만에 암이 사라졌다
(폐암으로 림프액에 전이)

06

야에야마 키미(八重山キミ) 씨(나가노 현(長野縣) / 73세 / 무직)

그 전까지 이렇다 할 만한 증상은 없었다. 단지 다소 쉽게 지치는 정도였는데, 그것도 나이가 많으니까 특별히 신경쓰지 않았다. 병원에 검사하러 갔던 것도 평소의 정기검진 때문이었다.

그 결과, 폐암이라고 진단되었다. 재작년 10월 중순의 일이었다. 그런데 가족들은 '오진임이 틀림없으니까, 더 큰 종합병원에서 재검사를 받는 편이 좋겠다'고 하므로 그렇게 하기로 했다. 결과는 역시 같은 폐암이었다. 게다가 더 놀랐던 것은 림프액 부분에도 전이되고 있다는 것이 아닌가?

의사는 이대로 방치해 두면 앞으로 반 년 정도라고 말했다. 뭐라고 말하면 좋을지 알 수가 없었다. 앞으로 반 년이라니. 그렇지만 이 나이에 화학 치료를 받을 마음은 나지 않았으므로, 그것은 거부하기로 했다. 그리고는 스스로 어떻게든 해보려는 마음으로 식사요법을 철저히 했다.

그것과 병행하여 이웃 할아버지가 복용하여 대단히 건강해진 것을 보고 알고 있었던 '수용성 키토산'을 복용하기로 하였다. 그는 대장암이 었다고 했다.

화학 치료를 거부하였기 때문에 병원에 가도 방법이 없었다. 그러니까 5월에 검사하러 갈 때까지의 7개월 동안은 한 번도 병원에는 가지 않았다. 그 동안에도 매일 빠뜨리지 않고 하루에 30~40알씩 수용성 키토산을 복용하였다.

검사한 결과, 림프액과 왼쪽 폐의 하부에 있었던 종양이 사라져 있었다. 의사 선생님이 '무언가 복용하고 있습니까?' 라고 물으셨으므로, '식사요법과 더불어 수용성 키토산을 복용하고 있습니다' 라고 대답했더니, 의사 선생님은 '그것은 좋은 방법이니까 계속 하시면 좋습니다' 라고 말씀해 주셨다.

살아 있는 한 건강하게 생활하고 싶었다. 그래서 곡물과 야채를 중심으로 생선 등 해산물을 더한 식사를 주로 하였고, 더불어 수용성 키토산을 계속 복용하였다. 지금도 정기검진을 받으면 어디에도 이상 없이 건강하다.

수술도 하지 않고 3개의 종양이
3주만에 소멸되었다(폐암)

키무라 유(木村優) 씨(야마구치 현(山口縣) / 48세 / 농업)

정확히 2년 전의 일이다. 매년 실시하는 정기검진에서 폐암임을 알았다. 선고를 받았을 때의 충격은 지금도 선명하게 기억하고 있다. 아무런 문제없이 생활하던 내가 왜 암에 걸렸는지 납득할 수 없었다. 나 자신의 충격도 물론컸지만, 가족도 암이라는 말을 듣자마자 처음부터 죽음을 각오했다고 그 후에 들었다.

그 무렵에는 그 정도 암이라고 하면 '죽음에 이르는 병' 이라는 인상이 강했다. 입원을 기다리는 동안의 1개월은, 대단히 어두운 나날이었다.

울적하게 보내고 있던 어느 날, 아는 사람이 '이것이 암에 효과가 있으니까 한 번 시험해 보면 어떻습니까?' 라고 수용성 키토산을 한 병 가져다 주었다.

처음에는 한 번에 5알을 하루에 3번으로 나누어 복용했다. 그랬더니 쉽게 지치던 것이 싹 가시고 컨디션이 좋아졌다는 것을 느낄 수 있었다.

그 때 '이것은 뭔가 보통 건강식품과는 다르다' 라고 직감하였으므로,

키토산 정보 센터에 전화를 걸어서 수용성 키토산을 주문하면서 조언도
얻었다. 이번에는 하루에 50알 정도를 복용했다. 그랬더니 믿을 수 없는
일이 3주일 후에 일어났다. 대단히 상태가 좋았기 때문에 재차 수술 전
에 다시 검사를 했는데, 폐에 있었던 3개 정도의 암 덩어리가 거의 확인
할 수 없을 정도로 작아져 있었다. 담당 의사도 놀라고 있었다. 그것보
다 나 자신, 그리고 가족 전원이 여우에게 홀린 기분이었다. 그렇지만
그것은 사실이었다.

그리고 1개월 후에는, 전혀 아무 일도 없었던 것처럼 보통으로 일을
할 수 있었다. 예방을 위해 지금도 수용성 키토산을 하루에 15알은 복용
하고 있다. 나의 컨디션이 매우 좋아졌기 때문에 가족에게도 권했다. 지
금은 건강관리를 위해 가족 모두가 복용하고 있다. 덕분에 모두 건강하
게 지내고 있다.

악성 임파종, 폐의 종양도 사라졌다
(악성 임파종으로부터 폐에 전이)

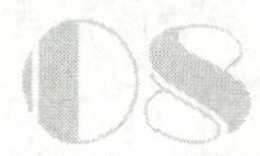

나카무라 시노브(中村シノブ) 씨(카나가와 현(神奈川縣) / 51세 / 주부)

그 전까지는 나는 중병의 경험도 없고, 약도 싫어서 거의 먹지 않았다. 감기에 걸려도 자력으로 치료하고 있었을 정도였다. 그러니까 병원과는 인연이 없이 보내며, 정기검진에 갔던 적도 없었다. 취미는 등산이어서 근처의 서클에 가입하여 무리하지 않게 자연을 즐기면서 행하는 산책을 아주 좋아했다. 분명히 건강에 자신이 있었다.

그런데 몸이 조금 이상하다고 느낀 것은 작년 6월의 일이었다. 양쪽 겨드랑이 아래가 직경 3.5cm 정도로 붓기 시작했다. 마음에는 걸렸지만 특별한 통증도 없었고 불쾌한 증상도 없었다. 대단한 것이 아니라고 생각했기 때문에 아무 조치도 하지 않은 채 방치했다. 하지만 언제부턴가 이상한 기침이 조금씩 나오기 시작했다. 식욕은 있지만 겨드랑이 밑에 부은 자리가 어딘지 모르게 커진 듯한 느낌이 들어 남편과 의논을 하였다. 남편은 '얼른 병원부터 가는 것이 좋겠다' 고 말했다.

병원에서 혈액, X레이, 초음파 진단 등의 검사를 했는데, 놀랍게도 임파종임을 알았다. 진단을 받은 순간, 눈앞이 깜깜했다. 전혀 예기치 못했던 만큼 온몸에 핏기가 가시는 듯 했다.

　며칠 후, 입원한 그 날에 아는 사람의 권유라고 하면서 남편이 '수용성 키토산'을 가져왔다. 그리고 식후에 10알씩 3∼4번에 나누어 복용하도록 했다. 1개월 후, 검사를 해 보았더니 양쪽 폐에 전이가 되어 있었다. 그런데 양쪽 겨드랑이에 있었던 임파종은 양쪽도 다 작아져 있었다. 기침은 아직 조금은 나오는 상태였다.

　그리고 보름 후에 또 검사를 해 보았더니 임파종은 놀랍게도 거의 사라진 상태였다. 폐에 있었던 0.5∼1.5cm의 종양 3개는 큰 변화는 없었지만, 기침이 줄었고 컨디션도 대단히 좋아졌다.

　8월 26일에 임파종이 사라졌고 폐에 있었던 가장 작은 종양도 사라졌다. 나머지 두 개는 변화가 없는 상태였다. 비정상적으로 높았던 백혈구의 수치도 거의 정상으로 돌아와 있었다. 의사에게는 수용성 키토산을 복용하는 사실을 숨기고 있었으므로, 매우 신기해 하면서 고개를 갸우뚱거렸다.

　그 후 반 년 동안 하루에 30∼40알씩 수용성 키토산을 계속 복용하였더니 폐에 있던 종양이 완전히 사라졌다! 암은 수용성 키토산으로 극복했다고 믿고 있다. 암은 두렵지 않다, 반드시 낫는다고 믿으면 정말 그리 된다는 것을 이번 기회에 확실히 알았다.

재발한 유방암이 반 년만에 사라졌다

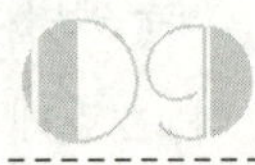

타케우치 카요코(竹內加代子) 씨(시가 현(滋賀縣) /38세 / 주부)

대장암을 수술하고 3년 후의 검사에서 '이미 완치됐으니 괜찮아요' 라는 말을 의사에게 듣고 안심한 지 1년이 지난 후의 일이다. 대장암의 수술 이래로 건강에는 지나칠 정도로 조심했다. 몸에 이상이 없는지 항상 점검하였고, 가슴에 덩어리가 안 잡히는지 평소부터 주의하고 있었다.

그런데 어느날 가슴 쪽이 쿡쿡 아프고, 겨드랑이 밑이 부어 왔다. 손을 대었더니 덩어리가 만져졌으며 대단히 피곤했다. 그래서 당황하여 병원에서 검사를 받았더니, 역시 유방암이었다. 병에 대한 우려는 없었지만, '또 생겼나?' 라는 마음과, '완치했다고 선고받고 안심하고 지내던 참이었는데, 이런 체질인가…….' 싶어 복잡하고 참담한 기분이들었다.

곧바로 입원하여 수술을 받으라고 권유받았지만, 지난번의 일도 있고 또 여성으로서 저항도 있었다. 마침 그 때 같은 병실에 있던 사람이 수용성 키토산을 복용하고 있었다. 그 사람에게 '매우 좋으니까 복용해 보면 어때요?' 라고 권유받았던 것이 수용성 키토산과의 첫 만남이었다.

시험 삼아 복용해 볼까 해서 주문해 보았다. 하루에 40알씩, 4번으로 나누어 복용하기 시작했다. 그랬더니 얼마 지나지 않아 효과가 나타났다. 가슴의 통증은 이전보다 약했고, 겨드랑이 밑에 부었던 부분은 없어졌다. 늘 체력이 약해 지치기 쉬웠는데, 복용하기 시작한 다음부터 컨디션이 계속 좋아졌다.

지쳐도 회복이 빨라 이전처럼 피로가 축적되지 않았다. 암은 피로나 스트레스를 쌓아 두는 것이 가장 좋지 않다고 알고 있었으므로, 감기가 걸렸을 때에 수용성 키토산을 넉넉하게 복용하기로 하였다.

수용성 키토산으로 암을 고치겠다고 결심했다. 한 달에 한 번 검사를 받기 위해 병원에 갔다. 검사 결과에서 암이 점점 작아지는 것을 알 수 있었고, 반 년이 지났을 때에는 완전히 사라졌다.

그 후에도 또 언제 재발할지는 알 수 없다. 피로를 남기지 않기 위해, 또 재발 방지를 위해서도, 이만큼이나 의지할 수 있는 것은 없었다. 그래서 지금도 매일 20알씩 계속 복용하고 있다.

현재 1년 반이 되는데, 반 년마다 실시하는 검사에서도 특별한 이상은 없다. 수용성 키토산은 부작용이 전혀 느껴지지 않으며, 암에 특효약이라고 생각한다.

수용성 키토산만으로 폐암을 완치했다

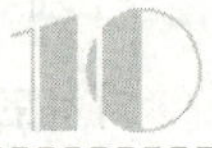

오카다 미에(岡田美惠) 씨(야마구치 현 / 51세 / 주부)

80세가 되는 어머니가 헤르니아(Hernia)의 수술을 받기 위해, CT 촬영으로 검진을 받았더니, 폐에 암 덩어리가 발견되었다. 의사의 진단은 폐암이었다. 고령이신 어머니는 이미 몸이 매우 쇠약해진 상태였다. 거기다가 암까지 걸렸다고 하니 대단한 충격을 받으셨다.

고령이셨기 때문에 헤르니아의 수술만 해도 부담이었다. 게다가 암 치료를 하게 되면 그 부담은 상당하다. 의사의 이야기에 의하면, 고령이신 데다가 또 어머니의 암의 성질 상 진행은 꽤 느리기 때문에 우선 헤르니아만의 치료를 한 다음 암의 상태를 다시 보는 것이 어떤가 하고 제안했다.

그러나 그런 중병이라는 사실을 알았는데도, 상태를 지켜본다고 하는 것만으로는 걱정이었다. 병원의 치료가 부담이 된다면, 그밖에 무언가 몸에 해악이 없는 대책이 없을까 해서 책방에서 여러 가지 책을 찾아 보았더니 책 한 권이 눈에 띄었다. 그것이 '수용성 키토산으로 암이 나았다' 는 책이었다.

곧바로 연락하여 수용성 키토산을 사긴 했지만 어머니에게 어떻게 복용시켜 드릴 것인지 고민이 되었다. 어머니는 이미 혈압이나 심장 등의 약을 많이 복용하고 계셨다. 1달에 2번은 병원에 가는데, 놀랄 정도로 많은 양의 약을 받아 가지고 오신다.

그간 복용해오신 약은 효력도 있지만 해악도 있었다. 특히 신장에 부담이 가므로, '그 해악을 막기 위해서' 라는 이유를 대고 복용해 보도록 권해 드렸다. 하루에 30알, 어머니는 아무 말 없이 복용하셨다. 그 때가 2000년 12월이었다.

그러자 내가 생각한 효과가 그대로 나타났다. 소변이 대단히 잘 나오고 기침도 점점 줄었다. 그리고 놀랍게도, 2001년 10월의 검사에서 폐암이 사라져 있었다. 의사도 꽤 놀랐던 모양이어서 X레이 사진을 뚫어지게 바라보고 있었다. 나도 처음에는 반신반의였지만, 병원에서는 폐암의 치료는 아무것도 하지 않았다. 이것은 수용성 키토산의 효과라고밖에 생각할 수가 없다. 또 많이 복용하던 약의 부담도 역시 가벼워져서, 몸이 이전 보다 편해지신 것 같다. 정말로 복용해서 좋았다고, 가족모두가 기뻐하고 있다.

3개월에 암은 완전히 사라졌다(신장암)

이와사키 메구미(岩崎惠) 씨(돗토리 현(鳥取縣) / 62세 / 주부)

2001년 9월, 허리와 하복부의 통증이 심하여, 근처의 의사에게 진료를 받으러 갔다. X레이 등으로 검사를 했는데, 신장에 매실 정도 크기의 암 덩어리가 있다는 것이었다. 더 자세하게 조사를 받으려고 시민병원에 가서 CT로 검사를 받았더니 역시 똑같은 진단이 나왔다. 암 덩어리는 1×1.5cm 정도의 크기였다. 신장암임이 명백했다.

나는 갑상선을 비롯하여 심근경색, 간염, 담석, 고혈압 등 몸에 많은 병을 가지고 있었다. 지금까지의 병만으로도 큰일인데 신장암이라니. 기분이 매우 침울해진 것은 말할 나위가 없었다.

그런 몸이었으므로 한방약이나 민간약 등 병에 효과가 있다는 약은 여러 가지로 시험하였고, 여러 병원에 치료를 받으러 다녔다. 갑상선으로는 이미 30년이나 다니는 의원이 있을 정도다. 다른 병 때문에 신장에 대해서는 서둘러 치료하는 일 없이, 보름에 한 번 X레이를 통해 상태를 지켜보기로 하였다. 그래도 아무런 치료도 하지 않는다는 것은 몹시 불안했다. 그 때 수용성 키토산이 생각나서 '좋다, 여기에 기대를 걸고 집중적으로 복용해 보자'는 생각에 서둘러 실행에 옮겼고 꾸준히 복용하였다.

그랬더니 처음에는 분명히 보였던 신장의 암 덩어리가 조금씩 작아지는 것이 아닌가? 그리고 수용성 키토산을 하루에 50알씩 복용하기 시작한 지 3개월 뒤에는, 그것이 완전히 사라져버렸다. 신장의 암 덩어리가 사라진 것은 수용성 키토산의 효과 이외의 그 무엇도 아니다. 그밖에도 간장의 수치가 내려가는 등의 효과가 있었다. 이 상태로 가면 나의 오랜 지병도 전부 고칠 수 있을지도 모른다는 생각이 들었다.

심장 또한 좋지 못한 관계로 완전히 건강해졌다고는 말할 수 없지만 이전에 비해서 몸이 꽤 가볍게 느껴졌다.

오랫동안 여관 일을 해왔는데, 역시 몸의 상태가 나쁘면 일이 괴로운 법이다. 심부름을 하는 사람과 둘이서 하는 여관이라서 단골손님들뿐이지만, 역시 일을 하는 것과 하지 않는 것과는 피로도가 전혀 다르다. 일을 편하게 느껴질 수 있었던 것은 역시 컨디션이 좋아진 탓이다.

나의 체험이 책에 실린다는 이야기를 했더니 주변 사람들이 몹시 기뻐해 주었다. 같은 병으로 어려움에 처한 이들도 있을 것이다. 나의 이야기가 조금이라도 도움이 된다면 기쁘겠다.

3주만에 3분의 1로 작아졌다(폐암)

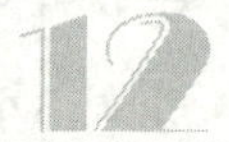

타치바나 준이치(橘純一) 씨(미야자키 현(宮崎縣) / 47세 / 주점)

폐에 이상이 발견된 것은 2001년 12월의 종합 건강진단 때다. 새해가 되어 조속히 정밀 검사를 했더니, 오른쪽 폐에 5백 원짜리 동전 크기 만한 암 덩어리가 발견되었다. 이때에 '폐결핵이나 폐암 혹은 폐렴일 가능성이 크다' 는 진단이 나왔다. 폐결핵이나 폐렴의 가능성도 있다고 하여 검사했지만, 어느 쪽도 맞지 않았기 때문이다.

1월 말에 입원함과 동시에, 수용성 키토산을 하루에 60알 복용하였다. 3주일 후 기관지에서 세포를 떼어서 조사했는데, 그 세포는 정상이었다. 떼는 방법이 잘못됐다고 하여, 다시 CT로 검사를 했더니 5백 원짜리 동전 크기였던 암 덩어리가 1원짜리 동전 크기 정도로 작아진 것이다. MRI로 조사해도 똑같았다. 암은 입원 전의 3분의 1정도였다.

의사 선생님은 '암이 이렇게 작아지다니 이상하다' 면서, 마지막에는 '이건 암이 아닐지도 모른다' 고 말했다. 결국 조금 더 상태를 살펴보자고 한 뒤 퇴원하였다.

3월 중순에 검사하러 오라는 말을 듣고 병원에 갔는데, 그 때의 검사에서는 놀랍게도 암이 완전히 사라진 상태였다. 실 모양이 된 암의 흔적이 3개, 희미하게 확인될 정도였다. 암이 너무 깨끗하게 사라졌으므로 의사도 '역시 암이 아니었을지도 모른다' 고 말할 정도였다.

그러나 이것은 오진의 오명을 쓰더라도 '암의 치료는 서양의학 밖에 없다' 는 입장을 관철하려는 의사의 입장이라고 생각된다. 나는 정말로 폐암에 걸렸었다. 왜냐하면 실제로 몇 번에 걸친 검사와 여러 명의 의사의 진단에 의해 99% 암이라고 판단되었으니까.

암은 틀림없이 수용성 키토산 덕분에 사라졌다. 3주간의 입원 동안 검사는 몇 번이나 했지만, 어떤 치료도 실시하지 않았으니까. 결국 수용성 키토산을 하루에 60알 복용함으로써 폐암이 약 2개월 반 만에 나았다. 물론 병원의 치료는 일절 받지 않아도 되었다.

현재도 하루에 20알씩 복용하고 있다. 재발 방지를 위해서다. 육친 중에 암으로 세상을 떠난 사람이 있다. 아마 암 유전자를 가지고 있는 모양이다. 그렇지만 수용성 키토산을 복용하는 한 건강하다고 생각한다. 덧붙이자면, 당뇨병을 가진 아내도 복용하게 된 다음부터 혈당치가 내려갔다.

인공항문도 필요없고 간장암도 사라졌다
(대장암, 간장에 전이)

13

요시다 쿠니오(吉田邦夫) 씨(카고시마 현 / 78세 / 무직)

3년 전부터 변비에 걸린 상태라서, 대변을 본 후에도 개운치 못한 느낌과 함께 가끔 배가 아팠다. 작년 4월 초순, 건강진단을 받았다. 잠혈검사(潛血檢査)에서 출혈이 있어 지진(指診, 손가락으로 만져서 진찰 받는 것) 후에 주장조영검진(注腸造影檢診)과 내시경검사를 실시하였다. 그랬더니 직장에 약 3cm의 종양이 있다고 판명되었다. 나아가 초음파 검사와 종양 마커 검사 등에서 간장에 전이되었다는 것도 알게 되었다. 의사로부터 수술을 권유받았지만, 나이가 나이이고 인공항문도 싫어서 수술을 보류했다.

다른 방법이 있는지 알아보기 위해 수용성 키토산에 대해 쓴 책을 찾아내서 읽고, 그 수용성 키토산을 복용하기 시작했다. 그러나 솔직하게 말해 그 효력에 대해서는 반신반의했다. 수술을 받지 않는 이상, 무언가 다른 방법을 쓰지 않으면 무서웠던 것이다.

하루에 40알, 1개월 복용하고 난 뒤 효과는 없어도 어쨌든 이전보다

힘이 났다. 그리고 배가 아픈 일도 없어졌다. '어쩌면 가능성이 있을지도 모르겠구나' 라고 예감했다. 게다가 1개월 동안 매일 수용성 키토산 50알을 5번으로 나누어 복용하고서 다시 검사를 받았다. 암이 진행되지 않았고, 4월 무렵보다는 암 덩어리가 작아졌다. 간장암도 진행이 멈춘 상태였고, 걱정하던 다른 전이도 전혀 나타나지 않았다.

자신이 생긴 나는 수용성 키토산으로 대장암이 나을 것이라는 예감이 들었다. 그래서 매일 빠뜨리지 않고 수용성 키토산을 복용하였다. 그 외에 미네랄과 비타민제를 복용하였다. 식사에도 세심하게 주의하여 매일 해조류, 야채와 감자 및 콩 종류를 먹었다.

12월의 검사에서는 기적적으로 대장과 간장의 암이 깨끗하게 사라져서 없어진 상태였다. 게다가 만성이었던 빈혈도 좋아져 변비기도 거의 사라졌고, 컨디션은 이전보다도 더 좋아졌다. 이 짧은 기간에 수용성 키토산의 효력을 직접 체험한 것이다.

수용성 키토산 덕분에 수술과 인공항문을 면했고, 행복한 여생을 맞이할 수 있게 되었다. 진심으로 감사하고 있다. 지금도 재발 예방을 위해 하루에 수용성 키토산 15알씩 계속 복용하고 있다.

4개월 만에 암이 완전히 사라졌다(폐암)

시라이 루미에(白井留美惠) 씨(이바라키 현(茨城縣) / 74세 / 무직)

2001년 4월의 종합 건강진단 때 폐에 암 덩어리가 있다는 말을 들었다. 그때까지 몸이 많이 지칠 때 가끔씩 기침이 났지만, 다른 증상은 거의 느끼지 못했다. 병원에서 내시경 검사를 받고 병리조직학적 검사를 한 후에 최종적으로 폐암이라는 진단을 받았다. 매우 충격을 받았다. 암이라고 진단되었을 때부터 혈담이 나오기 시작하였고 가슴에 통증도 느껴졌다. 의사로부터 방사선 치료와 화학요법의 설명이 있었지만 그 부작용이 무서웠고, 게다가 효과에도 의문이 있었기 때문에 당분간 퇴원하여 자택요양을 하기로 하였다.

집에 돌아가 조속히 수용성 키토산을 하루에 50알씩 복용하였다. 한데 3일 후, 혈담이 그치고 가슴의 통증도 사라졌다. 수용성 키토산이 효과가 있다고 생각하여 이 수용성 키토산을 계속 이용해 보자고 결심했다.

수용성 키토산을 복용하기 시작한지 2개월 후, 검사를 받으러 병원에 갔다. 그런데 그 때의 검사에서 놀랍게도 암의 크기가 3분의 1정도로 작아져 있었다. 그래서 나는 삶의 희망을 다시 품게 되었다. 몸 또한 대단히 가벼워져, 온열요법(溫熱療方)으로 사우나와 온천에 자주 갔다. 또 8월 중순의 재검사에서는 놀랍게도 암이 사라진 것을 확인할 수 있었다. 의사도 너무나 신기해 하며 다시 객담검사(喀痰檢査, 기침과 더불어 나오는 담의 양 등을 검사하는 것)와 마커를 조사해서 암 세포가 없는 것이 최종 확인되었다.

이 수용성 키토산은 암을 말끔하게 소멸시켰고, '암에는 서양의학 밖에 없다'는 나의 편견을 바꾸었다. 이 4개월 동안 몇 번인가 받은 검사와 여러 의사 선생님의 진단에 의해 암이라고 판단되었지만, 수용성 키토산 덕분에 사라졌다. 병원에서의 검사는 몇 번이나 했으나 치료는 일절 실시하지 않았으니 더욱 그렇다. 결국 폐암은 수용성 키토산을 매일 50알씩 복용한 끝에 약 4개월만에 씻은 듯이 나았다.

재발을 방지하기 위해 지금도 하루에 20알씩 계속 복용하고 있다. 육친이 암으로 세상을 떠나기도 했으므로 암의 유전인자를 가지고 있는지도 모른다. 하지만 지금은 '수용성 키토산을 복용하는 한 문제없다'라고 확신한다. 높았던 혈압도 지금은 정상으로 내려왔다.

남편의 뇌종양이 나았다!

나카니시 리카(中西リカ) 씨(홋카이도(北海道) / 51세 / 주부)

1997년 11월, 남편이 돌연 경련과 발작을 일으켰다. 그 전에 두통과 구토, 이따금 가벼운 경련 증상이 있었지만, 불경기라서 스트레스 탓이라고 여기고 있었다. 그러나 이번에는 그 증상이 달랐다. 경련과 발작을 일으킨 다음 날에도 화장실에서 발작을 하는 등 날이 갈수록 점점 격렬해졌고, 경련의 범위도 넓어져 갔다.

가까운 병원에서 진찰을 받았더니 의사가 '머리에 오래된 상처가 있다'는 말만 했다. 남편의 발작을 보아온 나에게는 그렇게 간단한 병이라고는 도저히 생각되지 않았기에, 종합병원에서 정밀검사를 받기로 하였다. 그 결과 뇌종양의 의혹이 있다고 의심되었고, 더 큰 대학병원에서 정밀검사를 받도록 권유받았다.

대학병원에서는 원발성뇌종양(原發性腦腫瘍)이라고 진단하였다. 그리고 곧바로 코발트 조사, 항암제의 투여를 받았다. 하지만 남편의 증상은 호전되지 않았고 식사도 전혀 할 수가 없었다.

어느 순간이 지나자 남편은 딴 사람처럼 의미를 알 수 없는 말을 하기 시작했다. 남의 이야기는 아예 듣지도 않고, 몇 번이나 병원 밖으로 도망치기도 했다.

얼마 후 남편은 개두수술(開頭手術)을 권유받았다. 매우 무서웠기에 남편의 형님과 상담하여, 당분간은 집에서 면역요법으로 상태를 지켜보기로 했다.

집에 돌아온 나는 우선 한의사와 상담했지만, 뇌종양에 효과가 있는 한방처방은 따로 없었다. 대신 수용성 키토산이 암에 대단히 좋다며 한의사가 수용성 키토산을 권해 주었다.

처음에는 하루에 30알을 복용하는 데에도 몹시 고생했다. 수용성이니까 물에 녹여서 음료에 섞거나 된장국에 섞거나 야채와 죽에도 섞어 마셨다. 그러자 2주 만에 증상은 호전되기 시작했다.

남편은 그제야 정신적인 안정을 되찾아 편안하게 잠을 이뤘다. 그리고 물론 식사도 할 수 있게 되었다. 남편의 변화를 보고 나는 수용성 키토산이 반드시 남편의 뇌종양을 치료해 줄 것이라고 확신을 갖게 되었다. 그래서 하루에 50알씩 복용하도록 하면서 온열요법이나 식사요법을 겸해 가족 전원이 남편의 간병에 매달렸다.

3개월 째 접어들자 남편의 병세에 큰 변화가 생겼다. 경련이 없어진 남편의 손발에서 지금까지는 느끼지 못한 따뜻함을 느꼈다. 손발의 이상한 움직임도 사라졌다. 구토와 두통도 완전히 없어졌으며 말투도 정상으로 되돌아 왔다.

게다가 1개월이 지나도 비교적 안정된 나날이 계속되었고 환자인 듯한 모습은 찾아 볼 수 없었다. 혹시 나았을지도 모른다고 생각하여 병원에 검사하러 갔다.

대학병원에서는 CT 촬영과 MRI에 의한 화상검사를 실시했다. 나는 긴장한 채로 대합실의 긴 의자에 앉아 기다렸다. 아무리 시간이 흘러도 담당의사는 나타나지 않았다. 그렇지만 틀림없이 좋아지고 있다는 이야기를 들을 것이라고 생각했다. 남편도 정말 열심히 노력했으니까.

정말이지 불안하고 너무나 긴 시간이었다. 겨우 나타난 담당 의사는 나에게 약간 기분이 나쁜 듯이 '없습니다', '종양이 어디에도 없습니다'라고 알렸다. 이 순간의 말은 평생 잊을 수 없을 것이다.

뇌종양이라고 진단을 받고 나서 약 반 년 동안 수용성 키토산만 복용하였다. 남편의 종양은 그것으로 완전히 사라졌다. 기적이라고 밖에 말할 수 없는 이 수용성 키토산의 효능은 많은 난치병을 치료할 것이라고 확신하고 있다.

지금 남편은 직장에 복귀하여 전철과 버스로 출퇴근할 수 있을 정도로 건강하게 지낸다. 그리고 지금도 예방을 위해 하루에 20알씩 수용성 키토산을 계속 복용하고 있다.

암에서
보기좋게 회복했다

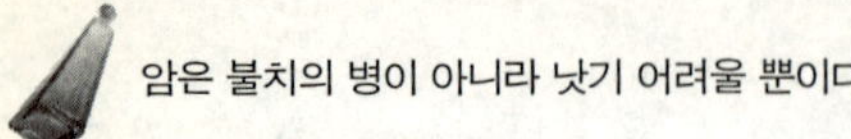
암은 불치의 병이 아니라 낫기 어려울 뿐이다

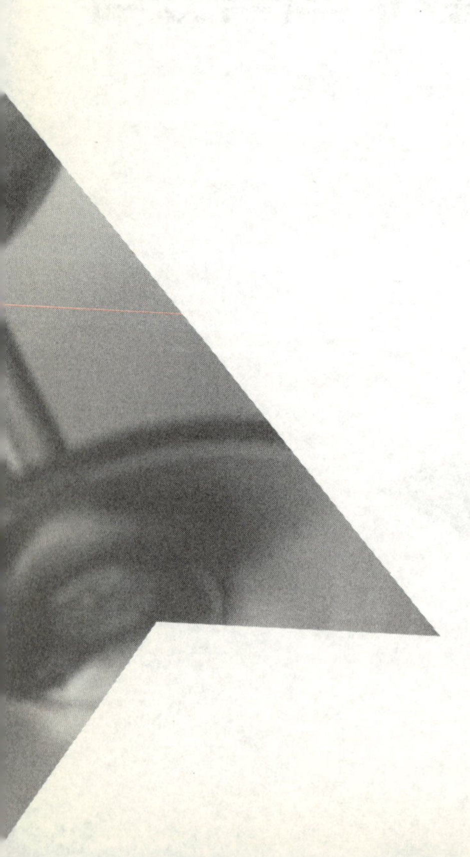

암은 불치의 병이 아니라 낫기 어려울 뿐이다

암이 전이, 이제 보행은 무리라고 선고받았지만…. (전립선암, 등뼈 등에 전이)

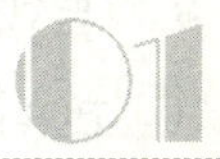

유바라 코지(湯原光二) 씨(도쿄도 / 58세 / 주점 경영)

등과 허리의 격심한 통증 때문에 나는 태어나서 처음으로 구급차로 병원에 실려갔다. 고통이 너무나 심해 어떻게 해서 옮겨졌는지 그 때의 기억은 거의 없다.

생각하면 그 반 년 정도 전부터 허리의 통증이 생기고 있었다. 집 근처에 있는 정형외과에 다니거나 지압 등을 받으러 다니면서 아내 및 아들 부부와 함께 술집을 경영하고 있었다. 이따금 무거운 짐을 옮긴 후에 등이 아프기도 했으므로, '어쩔 수 없는 직업병이구나. 오랜 세월의 피로가 쌓였을 테니까' 라고만 생각했지, 그렇게까지 심한 병이 잠복하고 있다고는 꿈에도 생각하지 못했다. 검사 결과, 전립선암으로 판명되었다. 이미 골반이나 등뼈에도 전이되고 있는 상태였다. 그것 때문에 신경이 압박을 받아서 하반신이 저리고 격한 통증에 시달린 것이었다.

우선 등뼈의 3군데에 있는 암 중의 한가운데 부분을 수술하였다. 수술은 종양 주위의 뼈를 깎아서 세포를 꺼낸 다음, 신경의 압박을 없앤다는 방법이었다. 이 방법에 의해 어느 정도 통증과 저린 느낌을 제거했다.

그러나 주치의는 '암이 남아 있으므로 통증이 재발해 걷는 것도 곤란 해집니다'라고 했다. 그래서 휠체어도 사서 준비했다. 문병하러 와 준 친구가 '수용성 키토산'의 책과 제품을 가져와 주었다. 그 친구는 '이 수용성 키토산은 암에 좋은 것 같으니까, 한 번 시험해 보면 어떤가'라고 제안했고, 나는 그 즉시 하루에 50~80알 정도를 복용해 보기로 하였다.

그 결과는 놀랄 만한 것이었다. 8000이상이나 있었던 종양 마커가 7000, 6000, 5000이라는 식으로 검사할 때마다 보기 좋게 내려갔다. 그리고 10개월의 입원 생활을 끝내고 퇴원할 때에는 정상치에 가까워져 있었다. 오로지 걷고 싶은 마음으로 다녔던 재활훈련의 성과도 있었다고 생각한다.

지금은 그때 준비한 휠체어 신세를 지는 일도 없고, 코르셋(척추와 골반을 고정하여 부담을 주지 않도록 하는 기구)은 장착하고 있지만 자력으로 걸을 수도 있다. 그리고 일에도 복귀할 수 있었다. 무엇보다도 수용성 키토산과의 만남에 감사하지 않을 수 없다.

3년이 지나도 항암제, 방사선 치료를 하지 않고 수용성 키토산을 비롯하여 상어 연골이나 프로폴리스의 건강식품만을 사용하며 암의 성장을 억제하고 있다.

자택 요양으로 암을 극복했다
(폐암으로 간장에 전이)

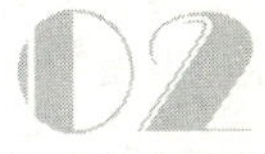

니모토 켄지(新本健二) 씨(도쿄도 / 44세 / 어패럴 회사 근무)

회사의 정기검진에서 폐에 희미한 암 덩어리가 발견된 것은 1997년 1월의 일이었다. 그 전까지의 몸은 튼튼한 편이어서, 자각 증상도 전혀 없었기 때문에 암이라는 말을 들어도 별로 와 닿지 않았다. 암이라는 사실에 나보다도 아내나 아이 쪽이 더 동요하는 것 같았다. 그 전까지 암에 관련된 지식이 전혀 없었던 나는, 처음에는 의사에게 들은 대로 화학치료를 받았다. 항암제를 복용하여 격렬한 부작용과 싸우기를 3쿨(Kur, 치료를 행하는 기간) 반복했다. 그 전까지는 아무 것도 아니었는데 이 부작용 때문에 기분이 나빴던 것과 권태감은 일찍이 맛본 적이 없을 정도로 심했다.

암에 걸린 사실을 알고 나서 3개월이 지났을 무렵의 일이다. 검사 결과를 본 의사에게 "간장에 전이된 것 같습니다"라는 말을 들었다. 이 때는 몹시 충격을 받았다. 어쨌든 나는 폐에 1cm 정도의 암이 사라지기를 기대하며, 괴로운 치료도 인내해 온 것이었다. 그런데 오히려 간장에 전이되어 간장암까지 진행되고 있다는 것이었다. '도저히 의사에게 맡기고 있어서는 안 되겠다' 고 생각했다.

그리고 나서는 여러 가지 책을 사서 암에 대한 공부를 시작했다. 책을 통해 수용성 키토산이 암에 효과가 있다는 것을 알았다. 이 때의 직감으로 '수용성 키토산' 과 만났다. 그리고는 하루에 50~60알을 매일 복용하였다.

복용하기 시작한 지 3일 정도 지났을 무렵이다. 아침에 일어난 순간 어딘지 모르게 활력이 솟아난 것처럼 느껴졌다. 또 부작용에 의해 사라졌던 식욕도 차츰 회복되고 있었다. 이것은 수용성 키토산 덕분임에 틀림없다고 생각했다. 그 날, 바로 회진하러 온 의사 선생님에게 "항암제는 효과가 없고, 수술도 할 마음이 없으니까 집에 돌려보내 주세요"라고 부탁했다.

그러나 의사 선생님은 "지금부터 통증이 시작될 것이기 때문에 병원에 있는 편이 좋아요"라고 말했다. 나는 수용성 키토산의 효능을 확신하고 있었으므로 간절히 부탁하여 퇴원하기로 했다.

퇴원 후에는 자택에서 수용성 키토산을 한 번에 10알씩, 하루에 5~6번으로 나누어 계속 복용하였다.

복용하기 시작한 다음 2개월 째에 접어들 무렵에는, 입원 중에 5kg 정도 줄었던 체중이 조금씩 늘어났다. 컨디션도 나날이 좋아지는 것을 실감하였다. 암이라고 진단된 후부터 3개월 째에 들어서서 검사를 받았는데, 폐의 종양 3개 가운데 하나가 사라졌음을 알았다.

또 간장에 전이된 것은 그 후 더 이상 증식하지 않았다는 것도 알았
다. 완전히 자신을 가진 나는, 반드시 완쾌할 수 있다고 확신하여 매일
40~50알을 반 년 이상 계속 복용하였다.

그 후의 검사에서 폐에 있었던 암도 간장에 전이한 암도 모두 다 사라
졌다는 기적적인 결과가 나왔다.

일에 완전히 복귀했음은 물론 정상적인 생활을 할 수 있었다. 지금은
이전보다도 훨씬 힘이 나는 느낌이다. 앞으로 나쁜 생활습관을 바꾸고
수용성 키토산을 계속 복용할 생각이다.

수술·화학요법을 거부, 그렇지만 종양이 작아졌다 (위암, 간장암, 임파종양)

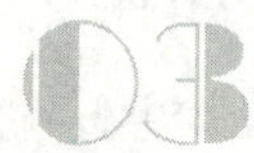

오노 와헤이(小野和兵) 씨(시즈오카 현 / 64세 / 무직)

작년 11월 무렵의 일이다. 평소에는 건강하던 내가 어딘지 모르게 쉽게 지치는 것이었다. 언제나 저녁 반주로 마시던 술이 쓰게 느껴져 '뭔가 이상하다' 라고 느낀 나는 서둘러 근처의 단골 의사에게 진찰을 받았다.

그 결과, 위, 간장, 림프액에 암 세포가 있음을 알았다. 이미 그렇게까지 전이되었다니 매우 충격이었다. "수술을 해 봅시다"라고 의사에게 권유는 받았지만, 이미 고령이기도 하고 체력도 떨어진 터라 더 이상 고통스러워지는 것은 싫었다. 그래서 수술을 하지 않는 방법으로 치료하고 싶다고 말했다. 화학요법 또한 같은 이유를 들어 거부했다.

걱정한 딸이 '수용성 키토산' 을 가져와 준 것은 암이라고 진단을 받은 직후의 일이다. 특별한 통증 등 자각 증상은 별로 없었지만, 방치하면 나을 것도 낫지 않기 때문에 일단 복용하기로 했다. 하루에 10알씩을 4~5번으로 나누어 복용하고 얼마 지나지 않아 "이전에 비해 안색이 대단히 좋아졌네요"라는 말을 들을 정도로 변화가 생겼다. 나 자신도 상태가 좋아지고 있다고 느끼고 있었다.

암이 발견되고 나서 약 3개월이 지났다. 수용성 키토산은 변함 없이 하루에 50알 정도 계속 복용하고 있었다. 검사하러 갔더니 5cm 정도 있었던 위의 종양 그림자가 거의 반 정도로 작아졌고, 간장과 림프절의 암은 소강 상태로 그 후의 진행은 없는 것 같았다. 약은 복용하고 있지 않았으므로, 이것은 수용성 키토산 덕분임이 틀림없다고 생각한다. 내 몸에 기적이 일어나고 있는지도 모른다.

그 후 하루에 50알의 수용성 키토산을 잊지 않고 먹었으며 종양에 좋다는 프로폴리스도 복용하였다. 그러자 1년도 지나지 않았을 때 간장과 림프액의 암은 사라졌고, 위에 남은 것은 0.5mm 정도 크기 밖에 안 된다는 것을 알았다.

이제 모든 암 세포와 작별하는 날이 가까이 왔다. 수술도 항암제도 투여하지 않아서 얼마나 다행인지……. 암은 낫는다고 나는 지금도 굳게 믿고 있다.

위를 전부 다 적출했지만
회복이 빨라 일에 복귀할 수 있었다(위암)

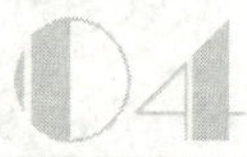

타나카 켄지(田中謙二) 씨(이바라키 현 / 50세 / 회사 임원)

우리 어머니는 5년 전에 대장암으로 수술을 받으셨지만, 폐에 전이하여 결국 돌아가셨다. 2년 전에 형도 위암에 걸려, 위를 전부 적출한 지 반년 만에 세상을 떠났다. 가족에게는 대단히 괴로운 시기였다. 암에 걸리기 쉬운 가계(家系)라고 느껴졌으므로, 나 자신은 건강진단을 제대로 받고 식사 등에도 신경을 쓰고 있었는데, 작년 11월의 검진에서 위에 폴립이 있다는 말을 듣고 충격을 받았다. 조직 검사 결과는 악성종양이라고 하였다. 곧 주치의로부터 수술을 권유받고 그대로 휴직하고서 입원하였다. 지금까지 몸에 아무런 증상도 나타나지 않았기 때문에 회사의 임원인 나는 거의 일을 쉰 적이 없었다.

수술하고 나서 항암제의 투여를 받고 퇴원했지만 음식을 먹지 못했고 얼마간이라도 먹을라치면 곧바로 토해버렸다. 온 몸에 통증이 있어, 잠도 못 자는 괴로운 나날이었다. 주치의는 아내에게 '기껏해야 앞으로 반년 정도이니까, 먹을 수 있는 것이라면 뭐든지 먹여드리고 소중하게 대해 주세요' 라고 말했다고 한다.

걱정한 친구들이 여러 가지 건강식품을 소개해 주었지만, 시험해 보면 나에게 맞지 않아서 토하는 것이 대부분이었다. 그 중에 마지막으로 선택한 것이 '수용성 키토산' 이었다. 키토산에 대해서는 신문, 텔레비전 등에서 항암 작용이 있다고 보도되고 있었다. 일본 키틴 키토산 학회라는 학술 단체도 있었으며, 의사가 치료에 사용하는 병원도 있다고 하였으므로, 어딘지 모르게 믿을 수 있을 것 같았다. 게다가 수용성이니까 물에 풀어서 음료에 혼합하여 마실 수 있기 때문에 편했다. 하루에 30알을 복용해도 위화감이나 거부 반응도 전혀 없었다.

1개월 후, 우리 형 때와는 달리 조금씩 식욕이 생겨 수용성 키토산이 효과가 있는 것 같다고 느껴졌다. 게다가 하루에 복용하는 양을 50알로 늘리고 나날의 일과라 여기며 열심히 복용하였다. 3개월이 지나자 더욱 더 식욕이 생겨, 대부분의 음식을 먹을 수 있었고 그래서인지 더욱 더 건강해졌다. 하루에 2번, 반드시 1시간의 산책을 하고, 아내와 쇼핑하러 가고, 신문과 텔레비전을 즐길 수 있게 되었다.

3월에 병원에서 검사를 받았더니, 주치의가 "수술이 성공하여 전이, 재발도 없었습니다. 이제 괜찮습니다"라고 말해 주었다. 반 년이 지나자 컨디션은 더욱 좋아져서, 지병이었던 치질도 어느 새 나았다. 작년의 여름 휴가가 끝나고 나서 회사에 출근할 수 있었다. 회사의 동료로부터 "이전보다도 안색이 좋아져서 그런지 훨씬 젊어 보이네요"라는 말을 들었다.

　1년 이상 지나도 확실히 이전보다 지치는 일이 적고, 토요일에 출근해도 그다지 고통스럽지 않았다. 아내도 그 전까지는 두통과 불면을 자주 호소했는데 수용성 키토산을 복용하게 되고 나서는 그러한 증상이 완전히 없어져 몹시 기뻐하고 있다.

신장암인 어머니, 수술 후 빠르게
건강을 회복하셨다

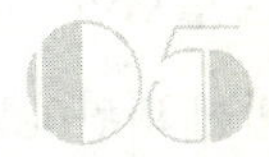

이마이 마스코(今井益子) 씨(카고시마 현 / 39세 / 중학교 교사)

우리 어머니(63세)는 1996년 가을부터 복통을 호소하셨다. 특히 화장실에 가고 싶어지면 복부가 아파서 오줌도 누기 힘들다고 하셨다. 타월 등으로 따뜻하게 하면 좋아지는 것 같지만, 과식이나 과음, 잠을 잘 주무실 수 없었을 때에는 오줌을 누기 힘들고 하복부가 아프다고 하셨다. 가까운 병원에서 검사해 본 결과 신장 결석이라는 진단을 받고 약으로 억제하려고 이뇨제와 결석의 약을 많이 복용했지만 별로 개선되지 않았다.

12월 초 어머니께서 돌연 격한 통증을 호소하셔서 구급차로 종합병원에 옮겨졌다. 여러 가지 검사를 받은 최종적인 결과는 신장 결석이 아니라 암이었다. 어머니께서 받을 충격을 감안하여 일단 신장 결석이라며 수술로 떼어낸다는 치료방법을 주치의가 설명해 주었지만, 우리들에게는 사실대로 암 이외에 신장염까지 진행중이라는 것과 그것을 억제시키고 나서 왼쪽 신장을 전부 적출하는 수술을 실시할 계획이라고 설명했다.

　　그 때 나는 '수용성 키토산'을 복용한 기억이 떠올랐다. 부작용도 없었고, 몸의 상태도 꽤 좋아졌었다. 그래서 어머니에게도 수용성 키토산을 권했다. 어머니는 수술할 때까지 2주일 동안, 매일 40알을 하루에 4번으로 나누어 복용하셨다. 그 결과, 수술할 때에는 의사도 놀랐을 정도로 출혈이 적었고, 걱정하던 염증은 전혀 나타나지 않았다. 결국 1주일 만에 퇴원하셨다.

　　그 후 2개월 동안의 항암제 투여도 받으셨지만, 수용성 키토산 덕분인지 부작용은 전혀 나타나지 않았다. 식욕도 왕성해졌고 잠도 잘 주무실 수 있게 되었다. 병원의 검사에서는 '회복은 극히 순조로우며 전이는 나타나지 않았습니다' 라는 결과가 나왔다.

　　아직도 어머니는 식사 후에 10알을 매일 3번 복용하고 계신다. 수용성 키토산 덕분에 1년이 지난 지금도 검사 결과는 '이상 없음'이며, 어머니는 대단히 건강하고 즐거운 생활을 보내고 계신다.

여생 3개월의 남동생, 건강하게
회복되었다(간장암)

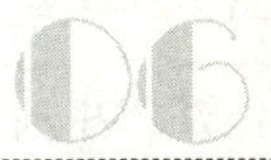

시마자키 아키라(島崎晃) 씨(오사카 부 / 51세 / 공무원)

올해 48세인 남동생은 작년 5월에 돌연 황달이 생겨 쓰러졌다. 대학 병원에서 검사했더니 간장암이라고 했다. 7월에 수술을 했지만, 직장에 전이해버려서, 2개월 후 재차 수술하여 인공항문을 붙였다. 동생은 그 것에 좀처럼 적응하지 못했고 혈변은 그치지 않았으며, 식사도 취할 수 없는 상태였다. 주치의는 나에게 "동생은 앞으로 3개월 정도 생존할 수 있습니다"라고 전해 주었다.

남동생의 부인은 그 사실을 듣고 나서 식음을 전폐하였다. 여생 3개월 이라는 사태의 무게는 가족 전원이 느끼고 있었다. 무언가 방법이 없을 까 하고 여러 의사 선생님에게 이야기를 듣고 조사하였다. 하루하루 시 간은 지나갔고, 주치의가 말한 대로 병 또한 악화되어 폐에까지 암이 전 이되었음을 알았다.

그 무렵, 나의 고등학교 시절 동급생으로부터 '수용성 키토산'을 권유 받았다. 지푸라기라도 잡는 심정으로 수용성 키토산을 물에 풀어서 주스에 혼합하여 남동생에게 먹였다. 하루에 약 30알씩 2주일 정도 계속했다. 그랬더니 기침이 멈췄고 죽을 먹을 수 있게 되었다. 그래서 나는 수용성 키토산에 희망을 걸고 진지한 자세로 치료에 임하기 시작했다.

수용성 키토산을 복용하기 시작한 지 3개월만에 남동생은 기적적으로 회복하여 퇴원했다. 식사도 충분히 취할 수 있었고, 변통도 거의 문제가 없었으며 체중도 늘어났다. 종양 마커가 정상치에 가까워져서, "폐의 암은 눈에 띄지 않게 되었습니다"라고 의사가 전해 주었다. 이따금 열이 날 정도이며 보통으로 식사도 할 수 있었다.

1년 이상 수용성 키토산을 하루에 30알 복용한 덕분인지, 건강이 매우 좋아졌고 곧 일에도 복귀할 수 있었다. 여생 3개월이라고 선고받았던 것이 거짓말 같이 느껴졌다.

수용성 키토산 덕분에 건강을 회복한 남동생은 몹시 기뻐하였다. 그때는 울고만 지내던 제수씨도 남동생과 생활할 수 있는 행복을 느끼는 것 같다. 앞으로도 건강하게 지냈으면 한다.

2주만에 식욕 회복, 2개월에 전신이 호전되었다(구강암)

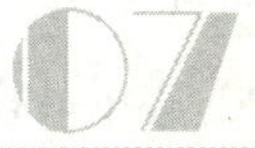

사쿠마 타카코(佐久間貴子) 씨(나가노 현 / 48세 / 주부)

우리 어머니는 유방암으로 돌아가셨다. 나도 유발인자가 유전되었는지, 1994년에 갑상선암 수술을 받았다. 그 후 작년까지 아무 일도 없었는데, 작년에 임파선이 붓고 입 속에 덩어리가 생겼다. 검사한 결과, 혀의 밑 부분에 암이 생겨서 림프액으로 전이된 것이라고 했다. 암은 재발한다는 말을 들어서 알고 있었지만 '또 시작인가' 라는 생각이 들자, '어째서 나만 이런 꼴을 당해야 하는 것일까' 라고 자포자기 상태가 되었다.

입 안의 암은 수술로 떼어내고, 림프액 쪽은 방사선 치료를 2개월 간 받았다. 부작용으로 입 속에 염증이 생겨, 타액은 나오지 않는데도 고름 때문에 몹시 냄새가 났다. 미열도 계속 되었다. 식욕도 없고 뜨거운 것도 차가운 것도 마실 수 없었다. 어떻게든 마실 수 있는 것은 주스뿐이었다. 빈혈도 심하여 마침내 걷기조차 힘들었다.

그 무렵, 병원의 약과는 별도로 '수용성 키토산' 을 복용하기 시작했다. 처음에는 그대로 삼킬 수 없었기 때문에 하루에 10알의 수용성 키토산을 물에 풀어서 스포츠 드링크에 혼합해서 마셨다.

그런데 약 10일째가 지나자 놀랍게도 입 안의 염증이 깨끗이 사라졌다. 게다가 식욕도 돌기 시작했다. 그래서 마음을 고쳐 먹고 수용성 키토산의 양을 늘려, 하루에 30알을 복용하였다. 2개월 동안 계속 복용했더니 미열도 완전히 사라졌고, 보통 식사도 할 수 있게 되었으며, 빈혈도 많이 나았다.

현재는 가사일을 하면서 정상적으로 생활하고 있다. 매해 쉽게 더위를 타고 피로를 쉽게 느꼈는데 작년 여름에는 피로도 별로 느끼지 않았다. 요전 날에 CT 검사에서 입 안의 암과 림프액의 암이 말끔하게 사라졌다고 들었다. 재발, 전이의 걱정도 없고 몸의 상태는 극히 양호하다는 결론이었다. 재발 예방을 위해 하루에 20알을 3번으로 나누어 앞으로도 계속 복용할 생각이다. 나에게는 수용성 키토산이 있다고 생각하자, 암이 무섭지 않았다!

가벼운 수술로 끝나 무사히
출산하였다(유방암)

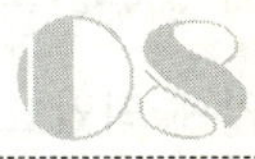

마스다 사유리(增田小百合) 씨(카나가와 현 / 39세 / 복식(服飾)디자이너)

　왼쪽 유방에 덩어리가 만져져 작년 2월에 요코하마(横浜) 시내의 병원에 갔는데, 역시나 유방암이라는 진단이 나왔다. 수술로 왼쪽 유방을 절제할 것을 권유받고, 매우 심란했다. 여러 가지 책을 통해 유방암은 수술로 떼어내는 것이 가장 효과가 있고, 90% 이상의 높은 치유율을 가진 병이라는 것을 알았지만, 한 쪽 유방이 없어지는 것은 아무래도 꺼려져 수술을 거부했다. 건강식품에 대해서도 조사했지만, 너무 많아서 어떤 것이 좋은지 도무지 갈피를 잡을 수가 없었다.

　그러던 어느 날, 친구가 '수용성 키토산'을 소개해 주었다. 나는 키토산에 관한 대학 등에서의 기초 연구와 의사의 임상 결과를 종합적으로 읽고 나서 좋을 것으로 판단하고 복용하기 시작했다. 아무리 건강식품이라도 부작용이 있을 것이라는 걱정은 있었지만, 하루에 10알부터 시작한 탓인지 특별한 증상은 없었다. 그런데 하루에 30알로 늘렸더니 눈이 충혈되고, 얼굴이 붉어졌으며, 가려움이 그치지 않았다. 소개한 친구는 '호전 반응'이라고 설명하며 나를 안심시켰다. 그래서 그냥 그대로 계속 복용했더니 3일 정도 후에는 이러한 증상이 사라졌다.

1개월 동안 복용하고 나서 병원에서 검진을 받았다. 암의 크기는 3.5cm×2.6cm에서 커지지도 않았지만 작아지지도 않았다. 전이도 보이지 않는다는 것이었다. 나는 이 결과에 대해 만족했다. 통증은 느끼지 않게 되었고 부작용도 없기 때문에 이 상태를 유지할 수 있으면 좋겠다고 생각했다.

"하루에 40알로 늘려 복용해 보면 어때?"라고 친구가 권하여 한 번에 10알을, 하루에 4번 복용하기 시작했다.

1개월 후에 검진을 해보았더니, 암이 반 정도로 작아졌다는 말을 들었다. 그리고 그 때 임신하였다는 사실을 알았다. 주치의는 "지금이 적절한 시기입니다. 암도 꽤 작아졌으니까 수술로 떼어내는 것이 확실하고 안전합니다"라고 권해 주었다. 아이를 위해서라도, 수술을 받고 항암제는 거부하여 수용성 키토산을 계속 복용하는 것이 가장 좋다고 생각했으므로 환부의 수술을 받기로 하였다.

수술 후 2주일만에 퇴원할 수 있어 모두들 깜짝 놀랐다. 그도 그럴 것이 내가 도저히 환자였다고는 생각되지 않을 정도로 건강을 회복했기 때문이었다. 여전히 한 달에 한 번은 검진을 받고 있는데, 1년이 지난 지금도 가슴의 상처 자국이 대단히 작고, 전이도 재발도 없으며, 순조롭게 출산한 아기도 매우 건강하고 사랑스럽게 자라고 있다. 물론 지금도 수용성 키토산을 계속 복용하고 있다.

8년 간의 입퇴원 생활에 종지부를 찍었다
(유방암으로부터 자궁, 난소, 대장과 간장에도 전이)

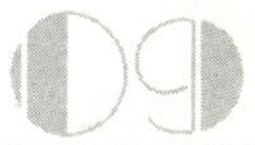

카네다 쿄코(金田京子) 씨(아이치 현(愛知縣) / 49세 / 고교 교사)

처음으로 유방암이 발견된 것은 1989년의 일이었다. 시(市)에서 실시하는 정기검진에서 발견되었다. 유방을 절제하는 수술은 대단한 각오가 필요했다. 그러나 생명과는 바꿀 수가 없었다. 또한 가족의 격려가 있어 결국 오른쪽 유방을 크게 절제했다.

그런데 그 후에도 암은 치유되지 않았고, 자궁, 난소, 대장, 간장으로 차례로 전이해 갔다. 입·퇴원을 반복하여 외과적인 수술을 실시하면서, 암에 효과가 있다고 우연히라도 들은 건강식품이나 건강기구 등을 거의 전부라고 해도 좋을 만큼 사서 시도해 보았다.

그런데 이렇다 할 효과가 있는 것은 발견하지 못했고, 좀처럼 병은 좋아지지 않았다. 그 즈음 '이미 한계에 다다른지도 모른다' 라는 생각에 절반은 체념한 상태였다. 내 몸이 앞으로 어떻게 되는가 하는 불안함만 더 더욱 심해질 뿐이었다. 마음도 자꾸 침체될 뿐이었다.

그러던 어느 날, 이웃에 사는 술집 아저씨의 사모님이 '수용성 키토산' 이 암에 좋다고 가르쳐 주었다. 모든 것을 다 사용했다고 생각했지만 수용성 키토산은 처음 들었다.

처음에는 하루에 30알을 식후에 3번으로 나누어 복용하였다. 복용하기 시작한 지 1주일 정도 지났을 무렵, 지금까지 변비 기미였던 것이 상당히 변통이 잘 되어, 예전엔 억지로 먹었던 식사조차 맛있게 느껴졌다. 이 정도로 빠른 효과가 나타난 것은 처음이었다. '다른 건강식품과는 좀 다르구나. 이것으로 나의 암은 나을지도 몰라' 라고 직감했던 것을 기억한다.

그 후 하루에 복용하는 알 수를 늘렸고 2개월 정도 지났을 무렵이었을 것이다. 왼팔은, 그 때까지 겨드랑이 밑의 림프절이 부었기 때문에 어깨보다 위로는 올라가지 않았었다. 그런데 어느 날 무의식중에 열차의 손잡이를 왼손으로 잡고 있다는 것을 알아차렸다. 그 때는 너무나도 놀랐고 동시에 감격하여, 남들이 있는데도 불구하고 마구 울어버리고 말았다.

수용성 키토산을 복용하기 시작한 후 1년이 지난 지금까지 입원하지 않았다. 암의 전이와 재발은 멈추었다. 수용성 키토산 덕분에 8년 동안의 입퇴원 생활에 종지부를 찍었다.

2번의 수술로도 다 제거할 수 없었던 암이 사라졌다(유방암으로부터 위, 대장에 전이)

시마자키 카요코(島崎佳代子) 씨(오사카 부 / 46세 / 주부)

최초로 암 때문에 수술을 한 것은 지금으로부터 2년 정도 전인 1996년 8월이었다. 암을 발견하게 된 계기는 텔레비전이다. 유행하는 건강 프로그램을 보면서 무심코 유방암을 찾아내는 방법을 시도해 보았는데, 정말로 덩어리가 느껴지는 것이 아닌가. 그럴 리가 없다고 생각했지만, 신경이 쓰였으므로 근처의 내과와 산부인과가 있는 개인병원에 가서 X레이를 찍고 유방암임을 확인했다.

수술은 유방을 일부 절제한 것만으로 무사히 성공했다. "다른 곳에 전이도 없으니까 괜찮겠지요"라는 의사의 말을 듣고 나는 안심하고 있었다.

그런데 1997년 3월에 정기검진을 받았을 때, 위와 대장에 작은 종양이 있는 것을 발견했다. 암의 전이였다. 한 순간 눈앞이 깜깜해졌다. 의사는 "지금이라면 수술도 할 수 있으므로, 수술로 떼어내는 것이 최선의 방법입니다"라고 했다. 1개월 남짓 뒤인 4월 4일, 대장과 위의 암을 제거하는 수술을 했다. 대장은 5cm 정도 절제했고, 위는 뒤쪽에도 종양이 있다고 하여 전부 다 절제하지는 못하고, 3분의 2 정도만 절제하였다.

남편과 상담하여 수술 후의 화학요법은 받지 않고 상태를 지켜 보기로 결정했다. 지난번 유방암 수술 후에 화학요법을 받았을 때 심한 부작용을 참았음에도 불구하고 재발했기 때문이었다. 의사에게도 상담했는데 "병원의 침대 위에 있는 것보다는 자택요양을 하는 편이 좋을 것입니다"라고 해서 3주일만에 퇴원했다.

'수용성 키토산'은 두 번째 수술 전부터, 하루에 30알 정도 매일 복용하고 있었는데 상처의 회복이 빨라 간호사도 놀라고 있었다. 퇴원 후 1개월만에 상처를 거의 알아 볼 수 없을 정도로 작아져 재차 수용성 키토산의 효과를 실감했다.

그리고 지금까지 수용성 키토산을 매일 30알씩을 복용하고 있다. 1998년 6월의 검사에서, 위의 뒤쪽에 있는 암이 사라졌음을 알았다. 1년 이상, 수용성 키토산으로 암과 싸운 결과, 암을 이겨낸 것이다. 암으로 고생하는 많은 이들에게 수용성 키토산을 적극 권하고 싶다.

기관지에 생겼던 암이 사라졌다
(유방암으로부터 림프액과 기관지에 전이)

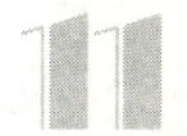

닛타 사토코(新田聰子) 씨(카나가와 현 / 42세 / 주부)

30세 중반 이후에 낳은 아이가 아직 3세였을 무렵이었다. 아이를 모유로 길렀기 때문에 유방이 없어지는 것은 매우 슬픈 일이었다. 하지만 작년 2월 초에 나는 암 때문에 오른쪽 유방을 절제했다. 또 전이가 있었기 때문에 림프절도 일부 절제했다. 그래서 암 세포는 완전히 없앨 수 있을 거라 당연히 생각하고 있었다.

그러나 놀랍게도 불과 3개월 후에는 기관지에 전이가 되었다. 그리고 더 이상 수술은 할 수 없는 상태라는 말을 들었다. 기침이 심했고 혈담 등도 나와 호흡곤란을 일으킬 정도로 악화되어버려서 매우 절망적이었다. 그렇지만 아직 어린 아이를 생각하니 비관한 채 지낼 수는 없는 노릇이었다. 필사적인 심정으로, 남편에게 암에 잘 듣는 것은 무엇이든 찾아달라고 부탁했다.

남편은 여러 모로 아는 사람이나, 책, 잡지 등에서 모은 정보중에서 제일 좋다고 확신을 가졌다는 어떤 건강식품을 가져왔다. 그것이 바로

'수용성 키토산'이었다.

그리고 나서 이것 밖에 없다는 심정으로, 하루에 5~6번, 10알씩 나누어 복용하기 시작했다. 그랬더니 놀랍게도 다음 날에는 기침이 멈추었다. 같은 방의 환자도 너무나도 빨리 나타난 효능에 놀란 모습이었다.

그리고 3개월 후 기적은 일어났다. 그 때는 이미 기침, 혈담은 멈추었다. 컨디션도 대단히 양호하고 식욕도 생겼기 때문에 자택요양을 하고 있었다. 얼마 후 정기검사를 받은 결과 기관지에 생겼던 암 세포가 거의 사라져 있었다. 나도 믿을 수 없었고 의사조차 신기하게 여기며 "몇 번이나 X레이를 확인했다"고 말했다. 세포가 있을까 말까 할 정도로까지 암은 작아져 있었다.

이제 끝장이라고 생각했던 것이 불과 4개월 전의 일이다. 마치 나쁜 꿈이라도 꾼 듯한 기분이었다. 올해에 들어서서 더욱 더 몸 상태가 좋아졌다. 지난 1년 동안 감기도 걸리지 않고 피로도 느끼지 않았다. 건강한 몸으로 우리 딸의 성장을 지켜볼 수 있게 되었다고 생각하자, 저절로 눈물이 넘쳐흘렀다. 수용성 키토산을 찾아준 남편에게도 고마운 마음이 가득하다.

수술로부터 빨리 회복하여 더욱 건강해졌다
(대장암)

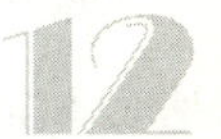

미무라 히로시(三村博) 씨(카나가와 현 / 61세 / 무직)

어느 날, 하복부 부근이 비틀어지는 듯 아팠다. 처음에는 하루 간격 정도였던 통증이 며칠 지나자 하루에 몇 번이나 반복되었다. 뭔가 이상하다고 생각한 나는 가까운 병원에서 검사를 받아 보기로 했다. 검사 결과, 의사로부터 "곧바로 입원해 주세요. 수술이 필요합니다"라는 말을 들었다. 의사가 바로 알려주지는 않았지만 그 태도에서부터 암이라는 생각이 들었다. 혹시나 해서 아내에게 물어 보니 역시 대장암이라고 했다.

곧바로 입원하여 3시간에 걸친 수술을 받았다. 의사는 대장에 있던 암을 모두 절제했다고 했다. 항암제의 부작용이 심하다는 것과, 그 후의 면역력이 쇠약해진다는 등, 항암제는 함부로 사용하지 않는 편이 좋다는 것을 예전에 책에서 읽었던 기억이 있어, 화학치료를 받아야 할지 어떤지 고민하고 있었다. 바로 그 때 딸이 암에 좋다고 '수용성 키토산'을 건넸다. 나 자신도 수용성 키토산에 대한 다소의 지식은 있었기 때문에, 일단 복용해 보기로 했다.

한 번에 10알, 하루에 3~5번 정도의 분량인 수용성 키토산을 복용하기 시작한 뒤 1주일이 지나자 상태가 좋아지기 시작했다. 인스턴트 죽을 먹을 수 있을 정도였다. 결국 화학치료는 받지 않기로 결정했다.

수용성 키토산 덕분에 1개월 안에 상처도 깨끗하게 낫고, 식욕도 늘었다. 9월이 되자 자택요양을 할 수 있었다. 그 후에는 재발도 없었다. 기분도 최고이며, 식욕도 왕성해져서 평상시 그대로 생활할 수 있었다.

현재 수술 한 지 1년이 넘었지만, 병원에서 치료를 받지 않아도 괜찮은 상태까지 회복했다. 6kg 정도 줄었던 체중도 6~8kg 서서히 늘어나는 등 지금은 대단히 건강하다.

수용성 키토산은 여전히 하루에 20알씩 매일 빠뜨리지 않고 복용하고 있다. 건강해진 지금이니까 이야기할 수 있는 일이라면서 아내가 전해준 이야기인데, 입원 직후 의사가 "여생은 앞으로 1개월입니다"라고 말했다고 한다. 그런 내가 아직도 이렇게 건강한 것은 모두 수용성 키토산 덕분이다. 앞으로도 계속 복용할 생각이다.

호흡이 좋아져서 재발, 전이가 없다(폐암)

13

타무라 야스코(田村やす子) 씨(니가타 현(新潟縣) / 63세 / 주부)

가슴에 어쩌다가 둔통(鈍痛)이 느껴지고 기침과 담도 나오는 상태였다. 정기검진을 받았는데 "폐에 그림자가 있는 것 같습니다"라고 의사에게 전해 들었다. "그림자라니 도대체 뭘까?"라고 생각하여 곧바로 시내의 종합병원에 가서 검사를 받기로 했다. 내과 의사에게 검사 결과를 물었지만, 분명히 말해 주지 않았다. 그저 "가슴에 여러 가지 병이 있습니다"라고 말할 뿐이었다. 다시 여러 가지 검사를 받은 결과 "5 단계 중의 3이군요"라는 말과 곧바로 수술을 하는 편이 좋겠다는 권유를받았다. 그것을 듣고, 암이 틀림없다고 느꼈다.

수술은 처음이었으므로 매우 무서웠다. 하지만 여러 의사들과 상담하여 심사숙고한 뒤 수술을 결정하였다. 그리고 가족과 간호사들에게 격려를 받으며 오른쪽 폐의 상엽부(上葉部)의 수술을 받았다. 수술은 성공하였고 경과도 최고였으므로, 1개월 반 동안의 입원 끝에 집에 돌아올 수 있었다.

  퇴원 후, '지금부터 어떤 생활을 하면 좋은가?' 라는 생각에 암에 관한 여러 가지 책을 사서 읽었다. 시집을 간 딸에게 내 몸의 상태에 대해 이야기하였더니 지금부터가 중요한 시기라고 말해 주었다. 나도 책을 읽고 전이될 우려가 있다고 느꼈으므로, 재발과 전이를 예방하기 위한 식사요법 등을 찾고 여러 가지로 연구하였다.

  그때 딸이 "엄마, 이건 암 환자에게 매우 좋다고 하니까, 한 번 시험해 보면 어때?"라고 하면서 '수용성 키토산' 을 두고 갔다. 모처럼 딸이 몸에 좋다고 해서 가져다 주었으므로 우선은 복용하기로 하였다. 하루에 50알을 5번으로 나누어 6병을 다 복용했을 무렵일까. 그 때까지 있었던 가슴의 통증, 동계(動悸)와 헐떡임이 없어졌음을 알아차리게 되었다. 또 체력이 회복되어 헐떡이지 않고 청소를 할 수 있게 되었다.

  최근의 정기검진에서도 전혀 이상은 없고, 밭일이며 가사에도 힘쓰고 있다. 지금은 체력에 자신이 붙어 전이의 공포도 완전히 없어졌다. 키토산은 하루에 15~30알을 그 날의 컨디션에 맞추어 계속 복용하고 있다.

괴로운 투병 생활의 끝, 지금은 일에도 복귀하였다(식도암)

14

나카니시 요시에(中西良江) 씨(이바라키 현 / 49세 / 백화점 근무)

나는 원래 어렸을 때부터 허약한 체질이었다. 특히 최근 10년 정도는 췌장이 약하여 병원에 계속 다니고 있었다. 어느 날, 가슴에 강한 통증이 느껴져 위 카메라로 검사를 받았다. 담당 의사는 "식도에 종양이 있습니다"라는 말을 하며 수술을 권유하였다. 의사가 병명과 병상에 대해서는 분명히 말하지 않았지만, 오랜 세월의 감으로 그 때 바로 말기의 암이라는 것을 알아 차렸다.

그리고 곧바로 입원했는데, 많은 분들이 걱정하며 병 문안을 와주셨다. 그리고 어떤 분이 수용성 키토산을 주셔서 수술하기 전부터 하루에 40알을 4번에 나누어 복용하였다. 나는 병원에 익숙하다고 할까 병을 앓는 습관을 가지고 있던 탓도 있어, 암이라는 사실을 통보 받거나 수술이 필요하단 말을 들어도 그다지 충격은 받지 않았다.

식도 부분을 열어 보았더니 가슴의 유착이 심하여 약 6시간에 걸친 대수술을 했었다고 한다.

　수술 후, 15일 동안은 물도 마시지 못했다. 장에 구멍을 뚫고 영양제를 투여하는 괴로운 생활이었다. 식사를 할 수 있게 되자마자 다시 수용성 키토산을 복용하였다. 그 덕분에 5개월 동안의 투병생활을 끝내고 건강해져서 퇴원했다. 그리고는 3개월에 한 번 정기검사를 받고, 하루에 5~6번 식사 후에 수용성 키토산 10알을 반드시 복용하였다. 재발, 전이라는 불안 때문에 수용성 키토산을 1년 이상, 한 번에 5알을 하루에 6번 계속 복용했다.

　수용성 키토산을 복용하고 나서 일찍부터 느낀 것은, 2주일만에 상처의 통증이 가시고 식욕도 생긴다는 것이었다. 또 어딘지 모르게 의욕도 생기고 힘이 났다. 등이나 손발이 가려운 정도의 호전 반응이 있었지만, 4일 정도 후에는 곧 사라졌다. 지금도 하루에 30알을 계속 복용하고 있다.

　수술한 지 1년 반이나 지났는데 정기검진 결과도 좋고 재발과 전이의 징조도 없기 때문에 지금은 일에 복귀하였다.

항암제+키토산으로 암을 이겨냈다!

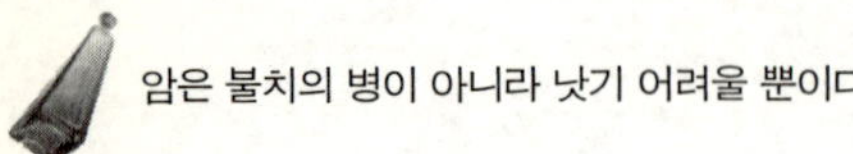 암은 불치의 병이 아니라 낫기 어려울 뿐이다

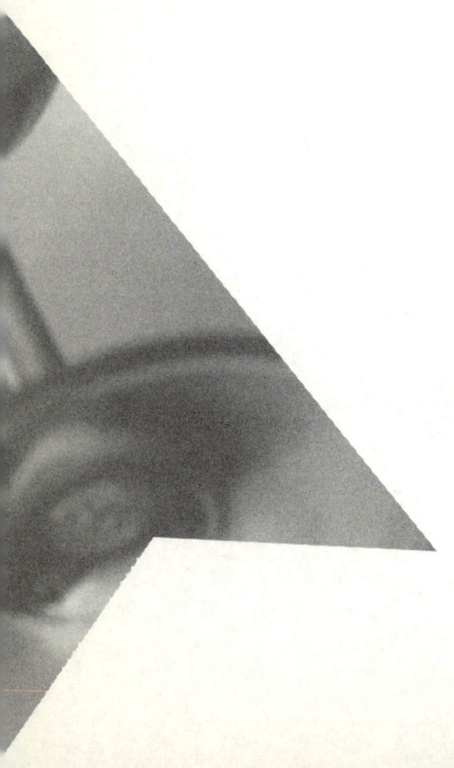

2개월의 생명이라고 선고받은
난소암으로부터 살아났다

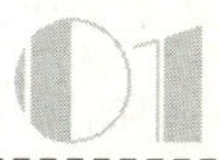

나카오 나오토(中尾直人) 씨(카나가와 현 / 55세 / 자영업)

아내는 50세가 지나고 나서 어깨 결림, 두통, 변비, 요통 등 다양한 증상을 호소했다. 하지만 나는 그것을 단순히 갱년기 증상이라고 생각했다. 그런데 작년 2월부터 아내는 심한 요통을 호소했고 구토까지 하는 것이었다. 잠조차 이루지 못했다. 이튿날 아침, 곧바로 이웃의 내과에서 진찰을 받았는데 원인이 확실하지 않았다. 좌약을 사용하면 통증이 완화되었지만, 그 약을 끊으면 다시 통증이 심하게 나타나므로 일단 좀 큰 병원에서 진찰을 받기로 하였다. 그 병원에서 "신장에 부은 부분이 있다"고 진단하였다. 약 1주일 동안 처방 받은 진통제를 복용하고 있었지만 "단순한 요통이 아닌 것 같다"는 생각이 들어 비뇨기과에서 다시 진찰을 받았다. 하지만 결론이 나지 않았다. 거기서 대학병원에서의 정밀검사를 권유받고 소개장을 받았다.

대학병원의 CT 촬영에서는 난소종양이 보였고, 또한 초음파, MRI 등의 검사 결과 악성난소종양(난세포암)일 가능성이 농후하다고 하였다. 4

월에 시험적으로 개복수술(開腹手術)을 받았는데 왼쪽 난소에 종양이 있었을 뿐만 아니라 대장, 소장에도 유착하였고, 암 세포는 광범위하게 퍼져 갔다. 종양 마커 CA125가 7000이 되었고, 최종적으로 장폐색까지 일으켜 2개월 정도의 생명이라고 선고받았다. 담당 의사는 절제불능이라고 진단하고 CEP 화학요법, 항암제의 치료를 제안했다.

아내는 절망적인 상태가 되어서 아무 것도 먹지 못했다. 체력도 극단적으로 약해졌으므로 암 치료도 받을 수가 없었다. 그 때, 한 친구가 수용성 키토산과 수용성 키토산에 관한 책을 가져왔다. 친구는 수용성 키토산의 유용함을 소개하면서 여러 암 환자가 이것으로 암을 극복했다는 이야기와 식생활 습관과 병에 대한 이야기를 하였다. 그러한 이야기를 들은 아내는 살고 싶다는 절실한 바람이 마음속 깊은 곳에서부터 솟구쳐 나온다고 했다. 그래서 인지 적극적으로 수용성 키토산을 치료에 도입하였다. 식사요법도 실시하고 싶어서 그 날 오후부터 수용성 키토산을 바로 복용하기 시작했다. 그런데 놀랍게도 그 날 밤부터 진통제를 먹지 않아도 통증이 없어지는 것이었다. 나는 '아, 이것으로 아내는 살 것이다' 는 확신을 가졌다.

수용성 키토산을 복용하기 시작한 2주일 후, 1주일 동안 계속해서 아내는 검은 변을 배변했다. 배뇨 횟수도 많아졌으며 허리의 통증은 없고, 대단히 나른한 느낌이 든다고 했다. 밤에는 속옷을 갈아입어야 할 만큼 땀이 많이 났다.

그 후에는 갑자기 몸이 가벼워졌다며 산뜻한 음식을 먹고 싶어했다.

또 심신 모두 상쾌해져서 밤에도 괴로운 느낌이 없이 잠도 편히 잘 수 있게 되고, 아침에 일어날 때에도 나른함을 느끼지 않는다고 했다. 땀이 많고 오줌도 많았는데, 변은 나오기 어려워서 정기적으로 완장을 실시하여 많은 물을 마실 수 있었다. 수용성 키토산을 복용하는 양도 30알에서 60알로 늘렸다.

6개월 후, 장의 CT 검사에서 '종양이 대장, 소장에 유착하고 있었지만, 성장은 하지 않았다. 요관에의 유착도 없고 다른 장기에의 전이도 없었다'는 결과가 나왔다.

그리고 2주일 후, 허리는 전혀 아프지 않았고 몸은 다시 건강해졌다. 안색도 좋아지고 머리카락도 백발이 나지 않았다. 신기했다. 병원에서 외박 허가도 받아서 집으로 돌아왔더니 식욕이 늘면서 체중도 5Kg이나 늘었다. 운동을 위해 간단한 세탁은 스스로 했다.

올해에 들어서서 몸의 컨디션이 예상 외로 좋아졌기 때문에 의사에게서 '재차 수술하여 유착된 부분을 완전히 절제하자'는 제안을 받았다. 하지만 그러면 인공항문이 필요하므로 아내는 싫어했다. 일단 '상태를 지켜 보고 나서 하면 안 되겠는가'라며 수술 연기를 신청했다. 그대로 수용성 키토산을 계속 복용한 어느날, 화장실에서 많은 양의 타르 변을 배설했다. 그랬더니 그 때까지 하복부에 있었던 커다란 덩어리가 전혀 보이지 않았다. 놀라서 간호사를 불렀다. 그리하여 3일 동안 MRI를 비롯한 각종 검사를 받았는데, 덩어리는 어디에서도 찾아볼 수 없었다.

앞으로 2개월 정도밖에 살지 못한다는 얘길 들은 작년 4월부터 1년이 지나 CT 촬영에 의한 검사에서 '암이 축소하고 있으며, 대부분의 암 세포는 소멸하고 있다' 는 진단이 나왔다. 아마 난소의 내부에 종양 세포가 괴사한 후의 액상물이 고여 있었던 것이 지난번 대량의 타르 변으로 부서져 나온 것이라고 생각된다. 그리고 대부분의 암 세포가 소멸했기 때문에 종양 마커 CA125가 7000에서 50대로 낮아지고 있다는 소견을 들을 수 있었던 것이 아닐까하고 추측된다.

현재 아내에게는 타르 상태의 변도 없어졌고, 배변과 배뇨도 정상이 되었다. 더군다나 식욕도 왕성해져서 건강한 생활을 하고 있다.

자궁암으로 다발한 암을 물리쳤다

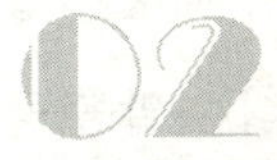

코바야시 준코(小林順子) 씨(치바 현 / 58세 / 주부)

10년 전, 유방암으로 왼쪽 유방을 절제하는 수술을 받았다. 그 후 정기적으로 검사를 받으면서 몸의 컨디션의 변화, 음식에 늘 주의하고 있었다.

그러나 1998년 4월부터 몸에 변화가 나타났다. 맨 처음엔 식욕이 없어졌고 그 다음엔 몸이 어딘지 모르게 나른해졌으며, 또 다음엔 부정출혈, 그 후에는 자궁에서 물같은 병적인 액체가 나오는 등의 증상이 나타났다. 곧 산부인과에서 내진을 받고 검사를 받았지만 '노인성의 액체'라고만 진단되었다. 부정출혈이 보였을 때에는 자궁 검사뿐만이 아니라 머리에서부터 발가락 끝까지 X레이 검사를 요청했고 또 간장, 신장도 CT 촬영을 통한 화상진단도 받았지만, 모두 '이상 없다'는 결과가 나왔다.

6월에 들어서서 다시 물과 같은 이상 액체가 나오고, 몸에 열이 39도에 이르렀으므로 다른 병원에서 검사를 받았다. 거기서 '종양 마커의 수치가 높다' 는 말을 듣고 정밀검사에 들어갔다. 머리에서부터 복부까지 CT 검사를 받았는데, 복부의 덩어리는 암이 아닐까 하고 진단되었고 자궁 입구에도 큰 종양이 있었다. 또 자궁 깊숙한 곳에는 암 세포가 유착하여 검사봉(檢查棒)도 들어가지 않았다.

암 세포가 광범위하게 퍼졌을 우려가 있어 수술을 할 수 없을지도 모른다는 말을 들었다. 복부를 초음파로 검사 했더니 대장, 소장의 이음매의 부분 옆에 구름과 같은 형태를 한 덩어리가 있었다. 또 간장과 담낭의 문에도 소량의 물이 있었다. 혈액검사를 했더니 LDH 670 정도, 백혈구 7600 정도, 적혈구 320만, 종양 마커 IAP 2080이었다.

병명도 알지 못하고 검사가 많아 체력도 현저히 떨어지고 있었다. 입원하자 아침저녁으로 열이 나고 구토가 나왔다. 식사는 구토나 열이 없으면 조금은 먹을 수 있었다. 누워 지내는 생활만 한 것은 아니고, 기분이 좋을 때는 목욕을 하거나 앉아서 딸과 이야기도 나누었다. 수술할 수 없으므로 항암제를 투여하였지만, 신장 기능 검사에서 크레아티닌이 4.2로 항암제로 적합하지 않았기 때문에 시스플라틴을 4분의 1의 양으로 낮춰서 투여했다. 시스플라틴 투여 후, 식욕이 없어졌고 의식상태도 이상해졌다. 빈혈도 심해져 항암제도 투여할 수 없게 되었다.

이대로 가다가는 안 되겠다고 생각하고 민간요법 책을 사서 읽었다. 그 중에 수용성 키토산을 소개한 책이 있었는데, 시험 삼아 그것을 하루에 40알 물에 풀고 요구르트에 섞어서 마셨다. 적극적으로 수용성 키토산의 복용을 시작한 지 대략 1개월 후인 6월에 식욕이 조금씩 돌아왔고 구토도 줄었다. 예전처럼 적극적인 기분이 되는 것 같았다.

2개월 후, 식욕이 왕성해지며 서서히 체력을 회복해 갔다. 의식상태도 많아 나아졌다. 3개월 후 MRI에 의해 종양이 완전히 소실된 것을 확인하였다.

퇴원 때, 담당 의사에게 지금의 상태를 물었더니, 종양이 내진에서는 보이지 않았고, 초음파에서도 눈에 띄지 않는다는 말을 들었다. 퇴원 3일 후에 외래에서 가슴과 복부의 X레이를 찍었는데, 폐에 물도 없고 장의 움직임도 정상이라고 진단하였다. 그 후 MRI 등으로 검사를 받았는데, 복부의 종양은 모두 없어졌다. 동시에 질 내에 돌출했던 종양까지 사라졌다.

최근의 검사에서는 CA 125가 정상치, CRP도 정상치, 신장 기능도 정상치로 회복하였다. MRI 검사에서도 여전히 종양 같은 것은 눈에 띄지 않았고, 복수(腹水)는 조금 있었지만 종양은 없었다. 흉부에 있던 폐의 삼출액(진물)도 소실, 장의 움직임도 좋아지고, CT 촬영에 의한 검사에서도 복부에 있던 종양이 모두 사라진 상태였다. 수용성 키토산의 유용함을 실감한 결과이다.

재발한 암이 수술 없이 좋아졌다
(간장암의 재발)

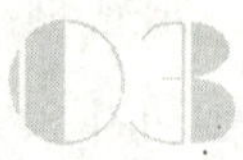

다케무라 마사요시(竹村正義) 씨(가고시마 현 / 59세 / 공무원)

지금으로부터 12년 전의 일이다. 맏딸의 마지막 중학교 운동회에서 '동네 대항 릴레이가 있으므로 나와 주시지 않겠습니까' 라는 요청을 받았다. 이전부터 내가 여러 가지 스포츠를 즐기는 것을 아는 분의 권유로 참가했는데, 어딘지 모르게 하반신의 권태감이 있어, 오랫동안 서 있기도 괴로운 상태가 되었다.

또 어깨 결림, 눈의 피로, 목의 아픔, 두통 등도 더욱 더 빈번해져서 자꾸 이상하다고 느꼈다. 당시 47세였던 나는, 나이가 나이인 만큼 '몸에 무리가 온 것은 아닐까?' 라고 생각하여 운동회는 '건강진단을 받고 나서 참가를 결정하겠습니다' 라고 말하였다.

같은 해 9월에 검사를 받으러 갔는데 초음파 검사 결과, 미심쩍은 부분이 있다고 하여 CT 촬영도 받았다. 거기서 간장암이라는 것을 알게 되었다. 그것도 상당히 위험한 간장 파열 직전 상태에 있어, 병원에서는 곧바로 다른 대학병원에 입원 수속을 해 주었고 10월 3일에 긴급히 입원을 했다.

　그리고 수술까지 20일 동안, 여러 가지 검사를 실시했고 10월 23일에 수술을 하였다. 수술 전에는 간장의 3분의 1을 적출한다는 이야기였지만, 실제로 수술이 끝나고 난 후 의사 선생님에게 물었더니 처음의 이야기와는 달리 3분의 2를 제거했다는 것이다.

　수술을 한 시간은 무려 6시간이었다. 병원에서 들은 주의사항을 지키며 화학 치료를 실시하여 3개월 정도 후에 원래의 병원에 돌아올 수 있었다. 1년 정도 휴직한 후, 일에도 복귀하여 현재 13년째가 지났다.

　그런데 지금으로부터 3년 전에 재발했기 때문에 항암제 투여 치료를 받았던 시기가 있었다. 설마 하던 재발이었지만, 이제 수술은 받고 싶지 않았으므로 스스로 어떻게든 치유해야겠다고 생각하고 암에 관한 모든 정보를 모았다. 그 중에서도 암에 좋다고 내가 확신한 어떤 영양제를 우선 복용하기 시작했다. 그리고 얼마 후에는 수용성 키토산을 입수하여 1회에 5알, 아침, 점심, 저녁에 3번씩 잊지 않고 계속 복용하기 시작했다. 그리고 지금은 수용성 키토산과 끊을래야 끊을 수 없는 관계가 되었다.

　수용성 키토산을 복용하는 동안, 3개월마다 대학병원에서 검사를 받았는데 최근에 주치의로부터 '모든 것이 좋은 상태군요' 라는 말을 들었다. 이는 모두 수용성 키토산을 계속 복용한 덕택이라고 생각한다. 지금까지 매일 거르지 않고 15알씩을 복용하고 있으며 재발한 암은 완전히 사라졌다.

3개월만에 암 세포가 없어졌다
(유방암으로부터 폐에 전이)

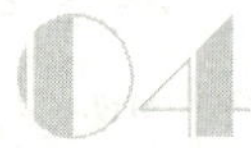

아키야마 마유미(秋山眞由美) 씨(아키타 현 / 47세 / 주부)

고령인 시부모님과 함께 살고 있으므로 이전부터 식사에는 주의하고 있었다. 생선, 육류를 균형 있게 취하도록 노력하고 있었고, 영양에 대해서 지식도 있는 편이라고 생각했다. 시아버지가 9년 전에 위암 수술을 받으셨기 때문에 더욱 그랬다.

나는 지금까지 매우 건강한 몸이어서 친척 중에도 암으로 세상을 떠난 사람은 없었다. 매년 실시되는 마을 내의 검진을 가벼운 마음으로 받았던 1996년 7월의 일이었다. 그 때 '유방암일 의심이 있다'고 전해 들었다. 자각증상이 없었던 만큼 대단한 충격이었다. 내가 입원해버리면 나이 드신 시부모님은 누가 돌볼 것인가? 나 자신의 일은 접어두더라도 가족의 일이 매우 걱정되었다.

그리하여 아는 사람이 근무하는 병원에서 새롭게 X레이, 초음파, 채혈 등의 검사를 받았는데, 왼쪽 유방에 진행 정도가 5단계 중 2단계인, 이미 중기의 유방암이 발견되어 곧바로 입원할 수 밖에 없었다.

9월에 수술을 실시하여 왼쪽 유방을 적출했다. 실은 이 수술을 하는 시점에서 폐에도 작은 그림자가 발견되고 있어 이미 다른 곳에도 전이되고 있었다. 그 병원의 의사가 남편의 친구였기 때문에 거절하지 않고 의리상, 한 번만 항암제 치료를 받게 되었다.

부작용인 구토는 나왔지만, 체력을 늘려야만 한다는 마음으로 식사는 가능한 한 먹도록 하였다. 나는 화학요법에 의지하지 않고, 나 자신의 힘, 즉 자연치유력으로 어떻게든 암을 극복하고 싶었다.

그러던 어느 날, 남편이 '수용성 키토산'을 가져와 주었다. 그것이 몸에 매우 좋다고 하면서, 남편 회사의 거래처에 근무하는 분이 이전에 폐암에 걸렸을 때, 이것을 복용하고 지금은 건강하게 일하고 계시다는 것이었다. 그리고 하루에 50알을 4∼5번으로 나누어 복용하도록 했다.

그 후, 퇴원하여 항암제의 복용을 그만두고 수용성 키토산만을 복용하고 있었는데, 수술한 지 3개월 후 검사 결과, 폐에 있었던 암 세포의 징후도 보이지 않는다는 이야기였다. 이것은 수용성 키토산 덕분이라고밖에 생각할 수 없었다. 그래서 매일 빠뜨리지 않고 30알의 수용성 키토산을 계속 복용하고 있었다. 그랬더니 기분도 좋아져서, 이전에 비하여 매우 건강해졌고, 몸을 움직여도 그다지 피곤하지도 않았다.

현재 수술을 한지 1년 이상이 지났다. 최근의 검사에서는 폐에 있던 그림자가 나타나지 않았다. 의사에게 수용성 키토산을 보였더니 믿지 못하다는 표정이었다. 그렇지만 의사도 수용성 키토산에 대하여 대단히 흥미를 가지게 된 것만은 사실이다.

난소와 자궁을 적출, 지금은 매우 건강해졌다
(난소암으로부터 자궁에 전이)

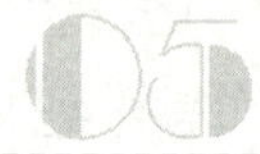

타나베 세츠코(田辺つ子) 씨(치바 현 / 40세 / 급식센터 근무)

"난소암일 의혹이 있습니다."라고 전해들은 것은, 매해 실시되는 건강 검진을 가벼운 마음으로 받았던 때였다. 나는 귀를 의심했다. 왜 내가? 예상도 못했던 일이라서 매우 놀랐다. 자각증상도 없었으므로 그 때는 납득할 수 없었다. 곧바로 암 센터에서 다시 조사를 받아보았더니, 그 진찰 결과는 "암이 틀림없습니다. 자궁에도 전이하였기 때문에 곧바로 수술이 필요합니다"라는 말에 바로 입원하였다.

진단을 받은 이틀 후인 1996년 4월 12일, 난소와 자궁을 적출하는 수술을 받았다. 수술 후 곧바로 아는 사람의 권유로 프로폴리스를 복용하기 시작했다. 그러나 그 후, 폐암이었던 남편에게 복용시켜서 암을 소멸시켰다는 친구가 열심히 권해 '수용성 키토산' 과 병용하기로 했다. 친구 부부의 체험담은 나에게 용기를 북돋워 주기에 충분했기 때문이다.

수술 후에 몸이 조금 나른했지만, 또 다른 부분에 전이할 가능성이 있었으므로 1년 동안 수용성 키토산을 한 번에 10알씩을 하루에 4~5번 복용하였다. 복용하기 시작하고 얼마 후에는 식사도 할 수 있게 되었다. 상처의 통증도 거의 없어졌다. 그리고 몸의 나른함이 없어졌으며 배설도 원활해져서 식욕도 정상으로 돌아왔다.

　지금은 가사 일을 하면서 파트타임의 일도 하고 있다. 감기에도 걸리지 않고, 여름에 자주 느끼는 피로감도 없어졌다. 여전히 수용성 키토산 10알을 매일 복용하고 있다.

항암제의 맹렬한 부작용이 사라졌다
(악성 임파종)

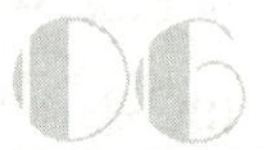

마츠이 쿠니오(松井國男) 씨 (이와테 현 / 58세 / 농업)

작년 3월에 목에 통증이 생겨서 그것을 완화시키려고 스스로 마사지를 하고 있었을 때, 목에 덩어리가 있는 것을 알아차렸다. 불안해서 병원에서 검사를 받아 보았더니 '악성 임파종' 이라고 하였다. 수술은 못한다고 해서 결국 항암제 치료를 받았다.

입원하고 최초의 항암제 점적투여는 5시간이었는데, 끝나고 나서 2주일 만에 발열, 구토 등의 부작용이 나타났고 식욕도 완전히 없어졌다. 3주일 후에 두 번째 항암제를 투여하자 부작용은 이전보다도 심해져, 식사는 전혀 하지 못하고 머리카락이 빠지기 시작했다. 다리도 저려 걸을 수가 없고, 체중도 10kg이나 줄어들고 말았다. '이대로 항암제를 계속 복용하면 죽어버리겠다' 는 생각까지 들었다.

가족도 나의 상태를 보고 더 심하게 불안을 느끼고, 어디서 어떻게 구했는지 부작용을 억제하는 효과가 있다는 '수용성 키토산' 을 가져왔다. 그 때까지 건강식품은 수상하게만 여긴 나였지만, 그야말로 지푸라기라도 잡는 심정으로 복용해 보기로 했다.

처음에는 하루에 20알 복용하는 것도 힘들었지만, 복용하기 시작한 지 1주일 후에는 죽을 먹을 수 있게 되었고 걸을 수도 있게 되었다. 수용성 키토산의 효력을 알고서 20알에서 50알로 복용량을 늘렸다. 그러자 얼마 후에 죽이 아니라 보통 식사도 할 수 있었고 잠도 편하게 잘 수 있으며, 체중도 조금씩이지만 늘어나기 시작했다.

항암제의 부작용은 거짓말처럼 사라져 몸의 컨디션도 이전에 비하면 비교가 되지 않을 정도로 좋아졌고, 의사도 '일단 백혈구가 많아졌다'고 하였다. 세 번째 항암제를 투여하는 전날에 수용성 키토산을 70알 복용하고 다음 날 7시간에 걸친 점적투여를 받았다. 그런데 그 이전의 두 번 받았을 때와는 달리 구토도 없었고, 다른 부작용도 나타나지 않아 곧바로 집으로 돌아갈 수 있었다. 식사도 계속 할 수 있었고, 피로만 조금 느꼈을 정도였다. 아무튼 지난번처럼 격렬한 부작용은 나타나지 않았다.

그리고 2주일 후의 검사에서 악성종양은 눈에 띌 정도로 작아져 있었다. '약이 꽤 효과를 보였군요. 컨디션도 좋은 것 같으니까 항암제는 2주일에 1번 투여받아도 괜찮습니다' 라고 의사로부터 투여의 간격을 짧게 하겠다는 권고를 받았다. 그 후 수용성 키토산을 계속 복용하면서 2개월 동안에 4번의 항암제를 투여받았지만, 그 후에도 부작용은 없었다.

9월에 검사를 받아 보았더니 놀랍게도 종양이 흔적도 없이 사라져 있었다. 기적이라고 밖에 표현할 수가 없었다. 이것도 모두 수용성 키토산 덕분이라고 믿고 있다. 지금도 하루에 20알을 4번으로 나누어 계속 복용하고 있다.

전이한 암이 수용성 키토산과 항암제로 사라졌다(유방암)

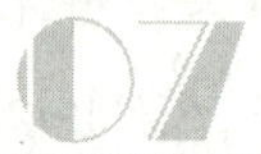

야마모토 쿄코(山本京子) 씨(이바라키 현 / 42세 / 주부)

2년 전부터 왼쪽 가슴에 통증을 느끼고 있었다. 정기적으로 암 검진을 받고 있었지만 의사로부터 어떤 말도 듣지 못했다.

그런데 작년 1월 무렵, 목욕을 하고 있는데 가슴이 갑작스럽게 아파왔다. 왼쪽 유방에 손을 대어 보았더니 딱딱한 덩어리가 만져져서 당황한 나는 병원에 가서 검사부터 받았다. '유방암일 가능성이 있다'는 의사 선생님의 말을 듣고 대학병원을 소개받고 정밀검사를 받았다.

아니나 다를까 역시 '유방암'이었다. 각오하고 있었다고는 해도 역시 충격이 컸다. 의사의 이야기로는 '이미 3기이며, 림프액에도 전이 중이다'라고 하였다. 유방암을 수술로 제거해 내고, 항암제로 림프액의 전이를 막기 위해 곧바로 입원하게 되었다.

그리고 수술 전에 내가 입원한 이야기를 듣고 달려온 친구가 '수용성 키토산'을 주었다. '항암제의 부작용이 덜하다'라고 친구는 설명해 주었다. 나는 반신반의했지만, 어쨌든 수용성 키토산을 복용하면서 수술을 기다렸다.

수술은 무사히 끝나, 항암치료도 생각했던 것보다 빨리 시작하였다. 항암제는 1개월에 2번, 3개월 동안 투여를 받았는데, 저의 경우는 수술 전에 주위의 환자들에게 들었던 만큼의 부작용이 나타나지 않았다. '당신은 구토도 없는 것 같고 머리카락도 빠지지 않네요' 라고 신기한 듯 말하는 주위의 환자 분들에게, 수용성 키토산을 복용하고 있다는 사실을 말했다.

수용성 키토산 덕분에 림프액에 전이됐던 암도 반 년만에 완전히 사라졌다. 하루에 30알을 복용하고 있는데, 종양 마커도 정상치를 유지하고 있다. 그 외의 암의 지표치도 정상치의 범위 내에 들어 있고, 무엇보다도 몸의 컨디션이 좋아졌다. 중병을 극복한 지금, 건강의 고마움을 실감하는 중이다. 입원 중에 항암제를 투여 받는 주위의 환자들이 부작용으로 음식도 먹지 못하게 되거나 머리카락이 빠지거나 한다는데, 수용성 키토산을 복용한 나에게만은 그런 증상들이 나타나지 않았다. 그런 저를 보고 수용성 키토산을 복용하기 시작한 사람이 몇 사람 있기도 했다.

병 때문에 가족에게 폐를 끼쳤지만, 어쨌든 다시 건강해져서 매일 힘차게 집안 일을 할 수 있게 되었다. 수용성 키토산에 정말로 감사하고 있다.

통원 치료로 암을 극복한 남편,
보기 좋게 일에 복귀하였다(악성 임파종)

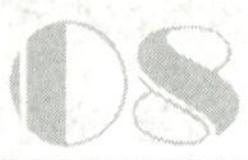

아오키 키쿠코(靑木喜久子) 씨(미에 현(三重縣) / 45세 / 주부)

우리 남편은 택시 운전기사로, 2년 전부터 허리가 아프다고 호소했었다. 하지만 직업병이라고만 생각하여 본인도 병원에는 가지 않았다. 그러나 돌연 심한 통증이 있어 병원에 실려가게 되었다. 검사 결과, 등뼈에 암 덩어리가 있다는 말을 들었고, 대학병원에서 정밀검사를 받도록 권유받았다. 대학병원에서 검사를 받고, 의사로부터 '악성 임파종이며, 이미 온몸에 퍼졌습니다. 등뼈에 2~3cm의 암이 5, 6개가 있어, 수술도 할 수 없는 말기 상태입니다. 오래 살아도 앞으로 3개월입니다' 라는 말을 들었다.

지금까지 건강하게 일하던 남편이 앞으로 3개월이라니 도저히 믿을 수가 없었다. 입원하여 항암 치료를 받았으며 통증은 마취 계통의 진통제를 복용하였다. 그러나 항암 치료를 받고 1개월 후에 식사도 기대만큼 할 수 없었고, 진통제의 양이 너무나 많았던 탓인지, 혈색이 없는 창백한 얼굴이 되어 혼수상태에 빠졌다. 너무나 쇠약해져 '이제 끝이구나' 라고 생각한 나는, 적어도 정월은 가족과 함께 보낼 수 있도록 통원 치료를 받도록 조치했다.

항암제도 바꾸었다. 더 이상 남편의 몸이 엉망진창이 되는 것을 보고 있을 수만은 없었다. 남편이 집에 돌아오고 나서 바로 건강식품인 수용 성 키토산과 프로폴리스를 먹였다. 처음에는 하루에 수용성 키토산 30 알, 프로폴리스 3cc를 복용하였는데, 정월이 지나자 통증이 완화되어 식욕도 조금씩 생겼다.

남편의 눈에서 암과 싸우려는 용기와 기력을 감지한 나는, 병이 나으 면 해외여행에 데려가 주면 좋겠다든지, 온천에 가고 싶다는 등 일부러 응석을 부리며 삶에 의욕을 갖도록 필사적으로 남편을 위로했고 격려했 다. 이것저것 하는 동안에, 남편은 입원했을 때와 같은 암에 대한 공포 를 거의 볼 수 없었고, 잠도 잘 잤다.

매일 수용성 키토산을 50알, 프로폴리스도 5cc로 늘려 복용시키면서 항암제 치료도 계속하고 있다. 수용성 키토산이 항암제의 부작용을 억 제한다는 것을 듣고 있었으므로, 항암제 치료를 받기 전날에는, 남편에 게 수용성 키토산을 평소보다 20알 늘려 70알을 복용시켰다. 그랬더니 항암제의 부작용은 전혀 나타나지 않았다. 가족 전원이 이 수용성 키토 산이 암에 유효하다고 믿고 있었다.

2개월, 3개월의 시간이 지나자, 남편은 더욱 더 건강해졌다. 눈에도 강한 빛이 나와 도저히 환자라고는 보이지 않았다. 5월이 되자 항암제 와 진통제를 끊고도 통증을 견딜 수 있었다. 430으로 대단히 높았던 종양 마커는 정상치에 가까워졌다.

그리고 의사한테는 무리를 하지 않는다면 일에 복귀해도 괜찮다는 허가가 나왔다. 남편은 몹시 기뻐하여, 처음에는 1주일에 4일 일하도록 했지만, 지난 1년은 병원에서 검사 받는 날을 제외하면 건강한 다른 사람들처럼 매일 일하고 있다. 종양 마커도 정상치를 유지하고 있으므로, 전이되고 재발할 걱정은 없을 것 같다. 지금은 건강하게 일하고 있다.

항암제의 부작용도 없이
3개월만에 암이 없어졌다(담낭암)

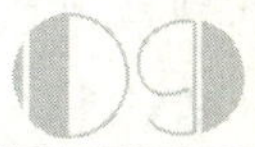

핫토리 시게루(服部茂) 씨(도쿄도 / 41세 / 종합상사 근무)

작년 정월의 일이었다. 몸 상태가 아무래도 이상했기 때문에 가까운 병원에서 정밀검사를 받았다. 그 결과 담낭에 1cm 정도 크기의 암덩어리가 발견되었다. 의사는 '암이 작기 때문에 4개월 동안 항암제 치료를 받고 그 경과를 지켜 보면서 판단합시다' 라고 말했다. 의사는 나을지 어떨지 분명한 대답을 해주지 않았다.

나는 오랫동안 독신생활을 했고, 고기를 너무 좋아했으며, 술도 자주 마시고, 담배도 꽤 피는 생활을 하였다. 그런데 1년 전부터 달리거나 계단을 오르면 숨이 가빴고, 요통도 있었다. 또 쉽게 지치기도 해서 병원에서 약을 받아 복용하고 있었다. 그런데도 어쩐지 몸 상태가 전혀 좋아지지 않았다. 하지만 그저 나이 탓이라고만 생각하고 더 나아지기를 포기하고 있었다. 하지만 이번에 암이 발견되었다는 말을 듣고는 정신적으로 큰 충격을 받았다.

그런데 소식을 들은 친구가 '수용성 키토산' 을 소개해 주어, 하루에

60알을 6번으로 나누어 복용하며 병원에서 항암 치료를 받았다. 물론 걱정하던 부작용은 전혀 없었다.

의사의 지시대로 이전의 생활습관도 고치고 음식도 야채, 콩 종류, 해조, 어패류를 잘 먹도록 노력했으며, 담배와 술을 끊었다. 일을 계속하면서 매일 항암제와 수용성 키토산을 함께 복용하였고 병원에서는 정기검진만 받았다.

1개월 만에 아침에 잘 일어났고 피로도 없어졌다. 병원에서 담낭의 검사를 했더니 암이 조금 작아졌고 안정된 상태임을 알았다. 치료의 효과때문인지 정신적으로도 편해졌으며, 암을 이겨낼 자신감도 생겼다.

2개월 후에는, 몸의 부진함을 거의 느끼지 않았다. 의사로부터도 "혈액이 깨끗하니까 암의 걱정은 없습니다. 반드시 좋아집니다"라는 기분 좋은 말을 들었다.

그리고 올해 3월 담낭의 암이 없어진 것을 알았다. 이렇게 빨리 암이 사라진 사실에 대해 의사도 놀라는 모습이었다. 의사는 항암제의 효과라고 생각한 것 같은데, 나는 항암제보다 수용성 키토산 덕분이라고 생각한다. 하루에 60알을 복용한 덕분에, 이렇게 빨리 좋은 결과를 얻을 수 있었던 것이다. 항암제의 부작용으로 밥을 먹을 수 없는 환자나 백혈구가 적어져서 쇠약해진 환자, 머리카락이 빠진 환자를 자주 볼 수 있는데, 나에게는 이러한 증상이 전혀 나타나지 않았다. 이것은 수용성 키토산 덕분이라고 생각한다. 지금도 대단히 건강하다. 재발 예방을 위해 하루에 20알을 계속해서 복용 중이다.

수용성 키토산으로 폐에 전이한
그림자가 없어졌다(신장암으로 전이)

미사와 코지(三澤幸司) 씨(치바 현 / 55세 / 건설회사 근무)

1996년 말 화장실에 가는 횟수가 비정상으로 많아졌다. 근데 자세히 보았더니 피오줌이 나와 너무 놀란 나머지 병원에 갔다. 그대로 입원하여 여러 가지 검사를 한 결과, 신장암으로 판명되었고, 왼쪽의 신장을 전부 적출하였다. 수술은 성공이었지만, 그 후의 항암 치료는 고통 뿐이었다. 정말로 힘들었다.

두 번이나 항암제를 맞고 구토가 심해지면서 움직이면 호흡도 괴로워졌다. 3주일을 경과하기도 전에 완전히 쇠약해져서 가족도 놀랐던 것 같다. 다른 암 환자는 항암제를 맞고 머리털이 빠져, 대머리가 되었다.

그 환자는 결국 머지않아 돌아가셨다. 나는 매우 충격을 받아 항암 치료를 그만두고 집에 돌아가고 싶다고 의사 선생님에게 간절하게 부탁했지만, 좀처럼 허락해 주지 않았다. 그러나 매일 야위어 가는 나를 보고 동정심이 일었는지 '집에 돌아가도 좋아요. 다만 폐에 그림자가 있으므로 매일 약을 복용하고 잘 쉬십시오. 한 달에 한 번은 반드시 검사하러 오십시오' 라며 퇴원을 허락했다.

그러나 4종류의 약을 복용했더니 위가 아팠다. 받은 위약을 마셔도 구토가 심하여 식욕이 완전히 없어졌고, 맛의 감각도 잃어버렸다. 어떻게 하면 좋을지 몰랐다. 그때에 내가 친구로부터 '수용성 키토산'의 이야기를 듣고 즉시 구입했고, 나는 그것을 하루에 3회, 한 번에 10알을 물에 녹여 우유와 함께 마셨다.

약 1주일 만에 위의 상태는 좋아졌지만, 혈담이 나왔다. 이것은 호전반응이라고 들었으므로 하루에 50알로 늘려 복용하였다. 그랬더니 항암제의 부작용은 거의 없어졌고 호흡도 대단히 편해졌다. 보통으로 식사를 할 수 있었고, 수용성 키토산도 녹이지 않고 통째로 복용할 수 있었다.

그 후 병원에서 폐의 X레이, CT 촬영, MRI 검사를 받았더니 '암이 사라졌다' 라는 말을 들었다. 폐 기능과 혈액의 결과에도 이상이 없었다. 그저 놀랍고 신기할 뿐이었다.

지금도 하루에 20알 정도를 복용하고 있다. 다른 병원에서 검사해도 '폐에 암의 그림자가 없어졌다' 라는 말을 듣고 완전히 안심했다. 몸의 상태도 좋고, 좋아하는 골프나 여행을 즐기며 살고 있다.

항암제와의 병용으로
아이의 뇌종양이 사라졌다(뇌종양)

마츠이 세이지(松井淸二) 씨(미야자키 현 / 32세 / 회사원)

아들이 2살 생일을 맞이했을 무렵이다. 아들이 평소의 모습과 다르다는 것을 알아차렸다. 서서 걸으려고 하면 평형감각을 잃고 넘어져버리거나 기어다녀도 어쩐 일인지 뒤로 가곤 했다. 또 음식을 주어도 토하기만 해서 이상한 생각이 들었다.

병원에 가서 검사를 받았더니 뇌에 종양이 있다고 진단되었다. 갓 2살이 된 어린아이의 뇌가 암이라니, 믿을 수 없었다. 첫 아이이기도 하므로, 나와 아내는 어떻게든 뇌종양으로부터 아이를 구하고 싶었다. 의사 선생님에게 현대 의학에서 가능한 모든 치료법에 대한 설명을 들었다.

그러나 의사는 어떤 치료법도 '절대로 낫는다는 확신이 있는 것은 아니다' 라고 말했다. 먼저 방사선 치료로 크고 작은 두 개의 종양 중 큰 것을 우선 치료하였다. 그밖에도 무언가 암을 소실시켜 버리는 데에 좋은 것은 없을까 하고 찾고 있었는데, 어머니가 이것을 한 번 시험해 보면 어떠냐며 '수용성 키토산' 을 주셨다. 그것을 계기로 하루에 10~20알을 가루로 만들어 이유식이나 우유에 섞어서 먹였다.

그리고 1개월 후에 검사를 받아 보았더니 작은 암 세포가 사라져 있었다. 그것을 들은 순간은 놀라움과 더불어 말로 표현할 수 없는 감동에 온 몸을 떨었다. 그 후부터는 항암제와 수용성 키토산을 병용하였다.

그리고 2개월 후의 정기검진 결과, 큰 암 세포도 거의 사라졌다. 그리고 1년 동안 수용성 키토산을 하나님처럼 생각하며 매일 10~15알을 복용하였더니, 최근 검사에서는 지금은 재발 걱정이 없다는 결과가 나왔다.

매우 활기 있게 돌아다니는 이 아이가, '정말로 암이었는가' 라고 할 정도로 건강하게 성장하는 것을 보고, 다시 한 번 수용성 키토산에 진심으로 감사하고 있다.

절제 후 항암제의 부작용이 없어졌다(위암)

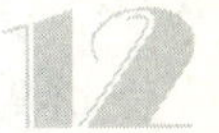

치노 케이코(茅野惠子) 씨(아이치 현 / 43세 / 파트타임 근무)

지금 나는 슈퍼마켓에서 오전 10시부터 오후 5시까지 파트타임으로 일하고 있다. 지금으로부터 약 2년 전, 항암제의 부작용 때문에 고생하던 일이 이제는 거짓말 같다.

내가 위암을 절제하는 수술을 받았던 것은 1996년 10월이었다. 그 1년 정도 전부터 근처의 병원에서 처방한 위궤양 약을 복용하고 있었는데, 전혀 좋아지지 않았다. 한 번 병원을 바꾸어 보기로 하고 다른 병원에서 진단을 받은 결과, 진행성암이라는 말을 들었다. '빨리 수술하지 않으면 위험합니다. 침대를 비워놨으니까 바로 입원해 주세요.' 이 말에 나는 입원하지 않을 수 없었다. 충분히 설명도 받기 전에 수술을 받았고, 수술 후 3주일 정도부터 항암제 주사를 맞았다.

그 때 옆의 병실에 계신 어떤 환자가 유방암으로 입원하고 있는 것을 알고 있었다. 그와 내 주사가 같았으므로 위암에 걸린 사실을 곧바로 알아차렸다.

그 때의 충격은 대단히 컸다. 곧바로 아이들이 떠올라 눈앞이 깜깜해졌다. 그리고 2~3일은 충격 때문에 일어설 수도 없었다. 그러나 가족을 생각하면 안심하고 병원에만 있을 수도 없는 노릇이었다. 의사 선생님은 좀 더 입원하라고 말했지만, 나는 간절히 부탁하여 1개월 만에 퇴원했다.

그 다음은 2주일에 한 번 병원에 가서 항암제 주사를 맞았는데 그러던 중 1주일에 두 번 정도로 주사를 맞는 횟수가 늘어났다. 그에 따라 항암제의 부작용도 심해져서 발열, 불면, 구토 등의 증상이 나타났다.

그 무렵 '수용성 키토산' 과 관련된 책을 서점에서 찾아내고 남편에 보여주었는데, '이런 것으로 낫는다면 암으로 죽는 사람이 어디에 있겠는가' 라고 마구 화를 내며 크게 반대하였다.

한편, 부작용이 심해질 뿐인 상태에서 구내염 때문에 아무 것도 먹을 수 없었다. 물도 간신히 마실 정도로 부작용이 한층 더 심해져서 코피가 수시로 나오거나 다리와 얼굴도 부어올랐다. 그런 얼굴로 남들 앞에 나서기가 부끄러웠기 때문에 늘 마스크를 쓰고 나가곤 했다.

이번에는 언니에게 부탁하여 수용성 키토산을 남편에게 설명하도록 하였다. 남편은 '어떻게 돼도 난 모른다' 라고 나를 질책했지만 일단 수용성 키토산을 주문했다.

하루에 30알을 3번으로 나누어 복용하기 시작했는데, 3일 째가 되자 구내염이 점차 낫기 시작했고 밥도 먹을 수 있게 되었다. 그런데 1개월 반 후, 눈이 새빨갛게 충혈되고 눈곱 등이 나오는 것이었다. 하지만 이것은 몸이 좋아지는 반응일 뿐이라고 생각하고 약 먹기를 멈추지 않았더니 1주일 정도 후에는 눈이 편해졌다.

그 후부터는 식욕도 부쩍 좋아져 음식을 보통 사람 수준으로 먹을 수 있었다. 정기검진에서도 위가 순조롭게 회복되었다는 말을 들었고 다른 곳에도 이상이 없었다. 현재도 재발과 전이를 예방하기 위해서 수용성 키토산을 하루에 15알씩 계속 복용하고 있다. 지금까지 나는 건강하게 일과 가사에 전념하고 있다.

부작용이 사라져 간장암이 나았다
(C형 간염으로 간장암)

야마구치 히데오(山口秀夫) 씨(아이치지 현 / 48세 / 자동차 정비사)

15년 전에 교통사고로 중상을 입은 나는, 수술을 받았을 때의 수혈이 원인으로 C형 간염에 감염되었다. 그 탓으로 일을 쉬고 몇 차례나 입원했던 적이 있지만, 호전되지 않았고, 작년부터 몸의 컨디션도 좋지 않아 제대로 일을 할 수가 없었다. 가슴에 통증이 있었기 때문에 한 번 더 입원하여 정밀검사를 받았는데, 간염이행형(肝炎移行型)의 원발성(原發性) 간장암이라는 것을 알게 되었다. 늘 걱정하던 일이 현실로 나타났다. 다행히 다른 장기에 이상이 없는 것은 그나마 다행이었다.

직접 알코올을 주입하는 방법과 항암제를 병용하여 치료를 받았다. 맨 처음에 알코올을 주입하였고, 거기에 세 종류의 항암제도 복용하기 시작하였다. 가슴의 격통과 구토, 고열이 계속 되었고, 식사는 거의 할 수 없었다. 1주일 만에 체중이 4Kg이나 줄었고 걷는 것도 곤란한 상태가 되었다.

그 때 불안한 느낌이 뇌리를 스쳤다. 그러다가 책에서 수용성 키토산을 알게 되었다. 약의 부작용과 지금의 고통에서 해방된다면 뭐든지 해보고 싶어, 하루에 30~40알을 복용하기 시작했다. 2일 째에 바로 괴로웠던 가슴의 통증이 사라졌고 열도 내렸다. 식사도 조금이지만 할 수 있었다.

2주일이 지났을 무렵, 보통 식사가 가능해져 건강을 되찾을 수 있었으므로 매우 감격했다. 그 후 알코올 주입을 4개월 동안 실시하면서 항암제도 매일 복용하고 있었다. 수용성 키토산을 복용한 덕분인지 미열은 있었지만 구토가 없었고, 백혈구의 수도 줄어들지 않았다. 위약을 복용하지 않고도 보통 식사를 하고 있었다.

반 년의 치료가 끝나고 나서 검사했던 결과, 간장의 병소가 꽤 작아졌고 몸상태도 대단히 좋아 일에 복귀했다. 그리고는 더 이상 항암제는 복용하지 않고 수용성 키토산만을 계속 복용했다.

올해 3월의 검사에서 암의 그림자가 사라졌다는 희소식이 전해졌다. 간 기능도 극히 안정된 상태였으므로 대단히 기뻤다.

현재는 수용성 키토산을 하루에 15~20알을 매일 복용하고 있다. 여기에 고단백질의 식사와 야채를 넉넉하게 섭취하고 있다. 덕분에 전처럼 온몸이 쉽게 피로하지 않고, 건강하게 일을 할 수 있게 되었다.

수술 후, 항암제의 부작용이 사라졌다
(방광암)

14

나카타 히로시(中田博) 씨(아키타 현 / 66세 / 무직)

1996년 여름 어느 날 오줌에 피가 섞여 나왔기 때문에 놀라서 병원에 갔다. 그런데 방광 표면에 암 세포가 있다는 진단이 내려졌다. 설마 하던 암이었지만, 의사는 '방광암이지만 표면의 세포를 절제하는 수술을 받으면, 그밖에 전이도 없으니까 괜찮습니다' 라고 말했다.

그 해 9월에 세포를 떼어내는 수술을 하고 2개월 동안 입원 후, 11월 퇴원했다. 수술 후에 항암제를 계속 투여 받은 것이 원인인지 백혈구가 급격하게 줄어들면서 늘 어딘지 모를 나른한 느낌이 계속되었고, 식욕도 없었다. 집에만 있으면 체력이 붙지 않을 거라 생각하여 가끔 산책을 했다. 그런데 10분 정도 집 근처를 걷기만 해도 몸이 대단히 피곤하고 힘들었다.

항암제의 부작용으로 더 이상 괴로워지는 것은 싫었다. 무언가 좋은 방법은 없을까 하는 마음에 가족들과 의논 했더니 여동생이 '수용성 키토산' 을 권해 주었다.

그것을 하루에 3회, 한 번에 10알을 복용하기 시작했다. 처음에는 어딘지 모르게 복용하기 힘든 느낌이 들었지만, 2~3일이 지나자 위화감은 사라졌다. 수용성 키토산을 복용하기 시작한 다음부터는 식사도 보통으로 할 수 있게 되었다. 호전 반응으로서 손발이 다소 저렸던 적이 있었지만, 그다지 심하지는 않았다.

1개월 정도 지나자 산책하는 것도 힘들지 않았다. 밖에 나와서 자연과 접할 수 있는 행복을 마음껏 누렸다. 운동을 했기 때문인지 밤에도 잠을 편히 잘 수 있었다. 기분도 좋아졌고 안색도 좋아져 예전의 보통 생활을 할 수 있게 되었기 때문에, 주위 사람들도 '병들었던 것이 거짓말 같다'고 말하곤 했다.

수용성 키토산을 복용하기 시작한 지 반 년이 지났는데, 검사 결과 아무런 문제도 없었다. 백혈구도 정상 수준까지 회복했고, 그 외에 다른 이상도 없는 것 같았다. 지금은 수용성 키토산을 하루에 15알로 줄였지만 건강 유지를 위해서도 잊지 않고 계속 복용할 예정이다.

수술하지 않고 위암을 극복했다

15

모리 나오코(森尙子) 씨(도쿄도 / 51세 / 주부)

나의 제일 소중한 어머니는 위암이었는데 그것이 폐에도 전이되었다. 어머니가 이상을 알아차린 것은 작년 정월 무렵이었다. 위가 무겁고 구토가 나며 몸이 나른하고 미열도 며칠이나 계속되면서 몸이 점점 야위기 시작했다.

가까운 병원에 갔지만 원인을 확인하지 못해서, 큰 병원에서 진찰 받는 쪽이 좋다고 권유 받았는데, 어머니는 대단한 병이 아니라고 여기셨다.

그러나 3월에 들어서자 급격히 야위셨으므로 서둘러 대학병원에서 검사를 받았다. 거기서 위암이라고 진단 받고 폐에도 전이되었음을 알게 되었다. 고령이므로 수술도 할 수 없었다. 우선 입원하여 항암제를 투여했지만 결과는 좋지 않았고 앞으로 남은 여생은 반 년이라고 전해 들었다.

어머니의 죽음이 선고되었을 때 너무나 갑작스러워 큰 충격을 받았다. 지금도 잊을 수 없다. 그렇게 실의에 빠졌을 때, '수용성 키토산으로 암을 고칠 수 있다' 라는 책의 광고를 보았다.

그 광고를 보고 나는 여기저기 서점을 뒤져 수용성 키토산에 관한 책을 손에 넣었다. 암이 나았다는 체험담을 읽고 몹시 감동했다. 곧바로 구입하여 어머니에게 권해 드렸다.

맨 처음에는 하루에 20알 밖에 복용할 수 없었지만, 1개월 후에는 1회에 10알을 하루 4번 복용하게 되었다. 호전 반응이라는 증상은 없었지만 몸이 매우 나른하다고 하셨다.

그런 상태가 1개월이나 계속 되다 2개월 후에는 잃었던 식욕이 다시 생겼는데 놀랍게도 구토도, 위의 위화감도 완전히 없어졌다. 3개월이 지나고 병원에서 검사를 받았더니 모든 암이 사라져 있었다. 반 년이라고 선고한 의사도 무척 놀라워 했다. 어떤 치료도 하지 않았으니 최초에 검사결과가 잘못되었을 지도 모른다고 하셨을 정도였다.

선생님에게 '실은…' 이라고 수용성 키토산에 대해 털어놓았더니, '그런 것으로 낫는다면 의사는 필요 없다' 는 식의 말을 들어서 매우 유감이었다. 그러나 나는 수용성 키토산이 어머니의 암을 치료했다고 믿고 있다.

지금 가족 전원이 수용성 키토산을 애용하고 있다. 이 수용성 키토산이 없었더라면 지금쯤 어머니는 돌아가셨을 것이라 생각한다.

방사선 + 키토산으로 암을 극복했다

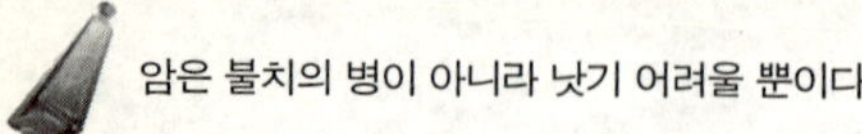

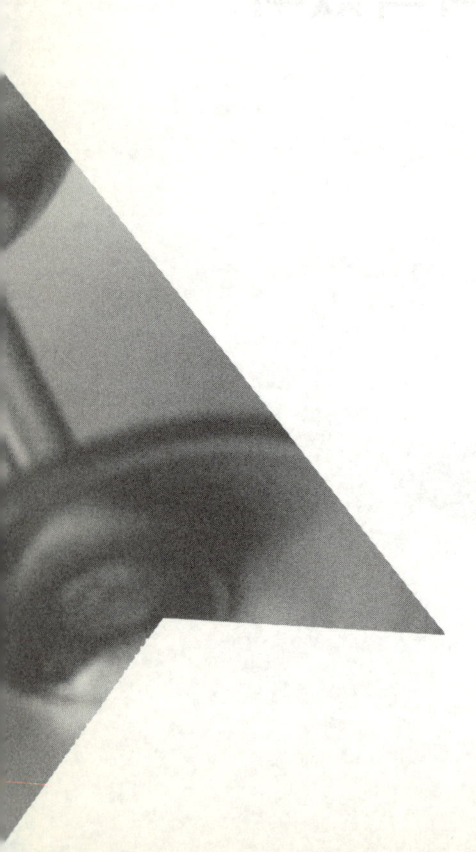
암은 불치의 병이 아니라 낫기 어려울 뿐이다

몇 주만에 효과는 나타났다
(폐선암 · 림프액과 간장에 전이)

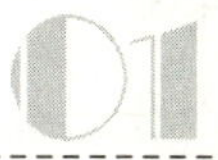

타카다 케이이치로(高田慶一郎) 씨(후쿠시마 현(福島縣) / 58세 / 회사 임원)

평소에 활발한 아내는 아프다고 호소한 적이 없었다. 그런데 2001년 2월 무렵부터 가슴이 아프다고 말하였다. 그래서 '설마…' 하는 마음으로 병원에 데리고 갔다.

즉시 X레이와 객담검사 내시경을 사용하여 조직을 떼어내고 검사하였다. 1주일 후에 폐선암(肺腺癌)이라는 진단을 받았다. 그리고 설상가상으로 현 단계에서는 외과수술은 할 수 없으며, 길어 봐야 앞으로 1년 밖에 살 수 없다는 것을 알았다. 병원에서 돌아온 아내는 거의 정신을 잃었고, 나도 '하필이면 아내가…' 라는 억울한 마음에 눈물이 왈칵 쏟아졌다.

하지만 언제까지나 끙끙거리고만 있으면 아무런 대책을 세울 수가 없다. 어쨌든 할 수 있는 데서부터 시작해야겠다는 생각에 우선 서점으로 발길을 옮겼다. 암에 관한 책을 수십 권이나 사들여서 닥치는 대로 읽었다. 하지만 암에 대해 알면 알수록 우리 부부의 불행은 깊어만 갔다. 여러 가지 책의 내용을 종합했더니, 아내와 같은 폐선암에는 항암제가 효과가 없고, 치유될 확률은 대단히 낮다는 것이었다. 수술은 안 되고 항 암제는 효과가 없다면 암이 아내를 죽이기를 기다리라는 말인가?

우리는 서로 암에 대해 연구하고 토론했다. 그리고 효과가 있다는 것은 뭐든지 시험해 보자는 생각에, 책에서 본 수용성 키토산을 한 번 복용해 보기로 하였다. '좋은 일은 서둘러라'는 말대로, 즉시 수용성 키토산을 구입했고 그 날부터 하루에 50알씩 복용하기 시작했다.

3월에 방사선 치료 때문에 입원하여 재차 검사를 받았는데, 놀랍게도 겨드랑이 밑에 부었던 림프액이 사라진 상태였다. '불과 몇 주 동안 복용한 것으로 효과가 나올 수 있나요?' 의사는 믿을 수 없는 듯 고개를 갸웃거렸다. 그 후 검사 결과에서 암 세포가 간장에 전이된 것이 나타났다. 그러나 우리는 포기하지 않고, 끈기 있게 방사선 치료와 수용성 키토산 복용을 계속했다. 그랬더니 7월 말의 검사에서는 림프액이나 간장의 그림자가 완전히 사라진 상태였다. 뿐만 아니라 그 후에도 아내는 순조롭게 회복하였고, 체중이 5Kg이나 늘어났다. 또 짓물렀던 피부도 씻은 듯이 나아 지금은 윤기가 넘친다.

끙끙거리며 걱정하는 것을 싫어하는 아내는, 입원 중에도 밝고 적극적인 모습으로 보냈다. 그리고 수용성 키토산에 의지하며 암과 정면으로 싸웠다. 암이 사라진 사실에 대하여 병원의 치료가 좋았던 것인지 수용성 키토산이 효과가 있었기 때문인지 나 자신도 정확히 판단할 수는 없다. 그러나 투병 중에 그리고 지금도, 아내의 건강을 지켜주는 것은 수용성 키토산임이 틀림없다고 확신한다.

레이저 치료의 후유증이 사라졌다(위암)

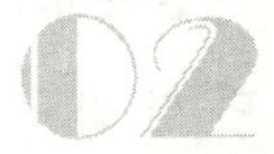

시마무라 나오미(島村直美) 씨 (시즈오카 현(靜岡縣) / 56세 / 주부)

1995년 6월 초, 대장암 수술을 한 다음에 재발 방지를 위해 항암제를 복용하고 있었다. 그 때문에 위가 거북해져서 위약도 함께 복용하였다. 재발과 전이의 걱정때문에 지금까지 정기검진을 꾸준히 받아왔는데, 어느 날 다시 위에서 종양이 발견되었다.

작은 종양이니까 레이저로 간단히 없앨 수 있다는 설명을 듣고 3월 23일에 레이저로 종양을 없앴다. 그런데 위에 화상이 생겨 음식을 먹으면 너무나 쓰렸다. 진통제와 위약으로 어떻게든 견뎠지만, 출혈이 계속되었기 때문에 2주일 후에는 아예 식사를 끊고 영양제로 연명하였다.

그러던 어느 날 여동생이 '수용성 키토산'을 권해주는 것이었다. 처음에는 그 효과를 믿을 수 없어서 전혀 복용할 마음이 없었다. 하지만 모처럼 여동생이 권한 약이라는 생각에 일단 복용해 보기로 했다. 그랬더니 어딘지 모르게 위의 통증이 누그러진 듯한 느낌이 드는 것이었다. '혹시 정말로 효과가 있을 지도 모른다'는 생각에 하루에 3회, 한 번에

10알씩을 25cc의 물에 녹여서 유동식에 섞어서 먹기 시작했다. 그랬더니 5일 만에 위의 통증이 딱 멈추는 게 아닌가? 다시 검사를 해 보았더니 위의 출혈도 멈춰 있었다. 1주일 후에는 식사도 보통 사람 수준으로 할 수 있었고 그렇게 되자 곧 퇴원할 수 있을 정도로 몸 상태가 좋아졌다. 지금까지 1년 반 동안 하루에 30알씩 복용을 멈추지 않았다. 지금까지 단 한 번도 위의 통증은 없었고, 초밥이나 생선회, 게다가 좋아하는 술도 조금이지만 마실 수 있을 정도가 되었다.

최근에는 더욱 건강해져서 지병인 빈혈도 어느새 사라졌다. 하지만 재발을 방지하기 위해 수용성 키토산은 하루에 10알씩 매일 계속해서 복용하고 있다.

방사선과 항암제의 부작용이 없었다
(신장암, 폐암)

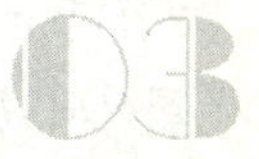

야노 신지(谷野眞治) 씨(효고 현(兵庫縣) / 34세 / 회사원)

1996년 11월에 하복부의 통증으로 입원하여 정밀검사를 실시하였다. 그랬더니 오른쪽 신장에 꽤 큰 암이 있으며, 폐에도 있을 가능성이 농후하다는 결과가 나왔다. 그 후 의사한테서 신장을 전부 떼어내고, 전이를 방지하기 위해 항암제의 투여를 실시한다는 것과 폐암은 방사선 치료와 항암제를 병용한다는 것, 그리고 그것의 부작용 등 치료방법에 대하여 자세한 설명을 들었다.

입원하고 나서 1주일 후에 신장 적출수술을 받았다. 수술은 성공이었다. 그 후 머지않아 항암제의 주입이 시작되었는데, 1회 째에는 가슴과 허리에 격통이 치달아 일어설 수조차 없었다. 1주일 후의 검사에서 폐에 있는 암 덩어리가 커져 있는 것을 알았다. 2, 3일 지나자 머리카락이 빠지기 시작했다. 아직 30대였던 나는 매우 충격이 컸다. 게다가 아직 미혼인 몸으로 꼭 사형선고를 받은 것처럼 절망적인 기분이었던 것을 아직도 기억하고 있다.

그런 때, 오카야마(岡山)에 살고 있는 어머니가, 자신이 복용하던 수용성 키토산을 병원에 가져와서 주치의와 상담을 했다. 그랬더니 '부작용을 없애기 위한 것이라면 복용해도 괜찮습니다' 라고 양해를 받았다.

그 뒤부터 하루에 3회, 1번에 10알을 병원의 내복약과 함께 복용하기 시작했다. 그러자 3일 째부터 가슴과 허리의 통증이 사라져 차츰 원기가 회복되었다. 그 후 3회의 항암제 투여를 받는데, 수용성 키토산을 복용한 덕분일까? 1회 때와 같은 부작용 증상은 전혀 없었다. 몸도 피곤하지 않았으며, 이전에는 쉴 새 없이 터지던 기침도 거의 나오지 않았다.

주치의한테서는 '폐암이 더이상 커지지는 않았지만, 그대로 방치해 두면 위험합니다. 당신은 젊고 몸도 튼튼하니까 좀 더 효과가 있는 항암제와 방사선 치료를 병용하는 편이 좋습니다' 라는 말을 들었다. 조금 고민했지만 수용성 키토산을 제대로 복용하면 부작용이 생기지 않을 거라 믿고 의사의 말을 따랐다.

하지만 두 치료의 부작용은 여전히 걱정이어서 수용성 키토산의 양을 하루에 30알씩에서 50알로 늘렸다. 그 후 2개월간 10회의 항암제 주입을 하였고, 방사선 치료는 30회를 거듭했다. 그런데 백혈구의 수치가 조금 떨어진 것 이외에는 부작용이라 할 만한 증상은 느껴지지 않았다. 이 모두 수용성 키토산 덕분이라고 생각한다.

4월의 검사에서 폐의 암 덩어리는 완전히 사라진 것을 확인하였고, 약 반 년 뒤에 퇴원할 수 있었다.

최근의 검사에서는 신장에도 폐에도 이상은 없고, 적혈구, 백혈구의 수치도 정상적이었다. 주치의도 이것은 기적이라고 말했다. "수용성 키토산을 복용하고 있으면 안심이다. 암은 무서운 병은 아니다" 라는 생각에 확신을 가지게 되었다. 직장에 복귀하고 나서는 병이라고 할 만한 어떤 증세도 없기 때문에 다시 한 번 그렇게 느꼈다.

방사선의 부작용이 없고,
종양 마커(Marker)도 정상으로 되었다(전립선암)

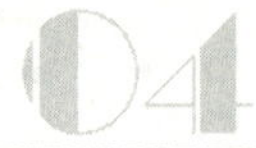

사카구치 코지(坂口浩二) 씨(오이타 현(大分縣) / 42세 / 자영업)

격렬한 요통 때문에 종합병원에서 검사를 받았더니 전립선 비대의 의심이 있어 비뇨기과에서 정밀검사를 받았다. 그 결과, 전립선암이라는 진단을 받았다. 곧 병원에 입원하였고 여러 가지 검사를 받은 결과, 등뼈에도 전이되었음을 알았다. 의사에게 항암제와 방사선 치료의 설명을 들었고 치료 방법도 그렇게 정해졌다.

나는 오이타에서 작은 수입 잡화점을 운영하고 있으며, 아내와 고등학생인 두 명의 자녀가 있다. 그렇기 때문에 이대로 죽을 수는 없었다.

2월에 항암제 주사를 맞고 호르몬제도 매일 복용하고 있었지만, 1개월이 지나도 종양 마커의 저하는 없었다. 대신 허리와 하복부의 통증만 심해져 늘 진통제를 복용하였다. 의사는 등뼈의 종양을 수술로 잘라내는 것도 검토한 모양인데, 종양의 수가 많기 때문에 어렵다고 했다.

3월이 되고 나서 방사선 치료가 시작되었다. 5회의 방사선 치료 후 식욕이 점점 떨어졌다. 두통 때문에 밤에 잠을 못자는 나날이 계속 되었다. 물론 체력도 점차 쇠약해졌다. 내가 병원에 있는 동안 가게는 아내가 맡아 운영하고 있었다.

그러던 어느 날, 아는 사람이 '수용성 키토산'을 가져와서 '이것으로 암이었던 사람이 몇 명이나 살아났다'는 이야기를 하였다. 나는 지푸라기라도 잡는 심정으로 수용성 키토산을 복용하기 시작했다. 1회에 10알을 하루에 5번 복용하였다.

그리고 1주일에 3회의 방사선 치료, 매일 호르몬제와 수용성 키토산을 병행하면서 1개월 정도 지났을 무렵, 통증이 가벼워져 진통제도 필요 없게 되었다. 2월에 250이었던 종양 마커가 25까지 내려갔다.

그 후에도 30회 이상 방사선 치료를 받았지만 어떤 부작용도, 통증도 없었다. 몸 전체가 가벼워진 듯한 느낌이 들었고 컨디션도 매우 좋아졌다. 수용성 키토산 덕분인지 9월의 검사에서는 전립선암과 등뼈에 전이된 종양이 완전히 사라졌고, 종양 마커도 정상치의 범위로 회복되었다.

지금은 다시 예전처럼 가게에 나와 일을 하고 있다. 단골 손님에게도 매일 수용성 키토산의 훌륭함을 이야기해 준다. 그렇지만 암은 재발할 가능성이 있는 병이기 때문에, 지금도 수용성 키토산을 빠뜨리지 않고 매일 복용하고 있다.

재발한 뇌종양의 위기로부터
벗어날 수 있었다

나카야마 마사히로(中山正浩) 씨(도쿄도 / 34세 / 회사원)

아이의 모습이 이상하다는 것을 먼저 발견한 사람은 아내였다. 아이는 젖을 물려도 잘 먹지 않고, 나날이 건강이 나빠지는 것 같았다. 그것이 바로 1996년의 10월의 일이었다. 우리 부부는 곧바로 병원에 가서 검사를 받았는데, 소아암, 그것도 뇌종양임을 선고 받았다.

태어난 지 얼마 되지 않은 아들이 뇌종양에 걸렸다는 것을 알게 되자 아내는 그 자리에 쓰러지고 말았다. 나도 마치 머리를 얻어맞은 것 같은 충격을 받았다. 하지만 이미 아이의 뇌에 물이 고여 신경장애까지 나타난 상태였다. 다음 날에는 입원하였고, 곧바로 수술을 하였다.

수술 후에는 항암 치료를 시작했다. 부작용 때문인지 심하게 구토를 하였지만 항암제의 효과는 분명히 있을 거라고 믿고 있었다. 그런데 3개월 후에 검진을 받았더니, 종양이 작긴 했지만 뇌종양이 재발하였음을 알았다.

뇌종양을 고칠 수 있는 방법을 찾아다니다가 겨우 구한 것이 수용성 키토산이었다. 그 이후로 1회 3알씩 하루에 3~4번, 가루로 만들어 우유 등에 섞어서 먹였다. 거기에 방사선 치료도 함께 받았다.

수용성 키토산을 복용하기 시작한 다음 1개월 동안 방사선 치료도 4번 받았는데, 부작용은 거의 나타나지 않았다. 그 후 항암제를 투여했는데, 지난번과 같은 부작용도 별로 없었고 이전에 비해 몰라 볼 정도로 안색이 좋아졌으며 식욕도 생긴 듯 했다.

1997년 4월 검진에서는 뇌의 종양도 더 이상 커지지 않고 안정된 상태라고 했다. 방사선 치료만으로도 유지할 수 있었고 식욕도 좋아졌다. 그래서 수용성 키토산을 하루에 20~25알씩 먹였다.

1998년 10월이 되자, 우리 아이의 뇌종양이 사라졌다! 수십 번의 방사선 치료를 받았지만, 수용성 키토산 덕분에 그 부작용은 없었다. 아이는 기적처럼 회복하여 보통 아이와 같이 성장하고 있다. 지금 아들은 수용성 키토산의 쓴맛도 좋아하는지 스스로 하루에 3알씩 씹어서 먹는다.

다리를 절단하지 않았던 것이 좋았다
(유잉 육종)

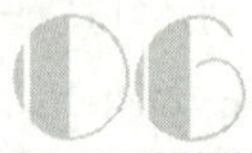

나카타 케이조(中田桂三) 씨(카나가와 현 / 44세 / 회사원)

늘 건강했던 딸이 재작년 6월에 돌연 왼발이 아프다고 하는 것이었다. 마침 운동회 전이라 연습에 열심이었으므로 가벼운 근육통이라고 생각했다. 그런데 어느 날, 학교에서 '따님이 다리를 무척이나 아파하고 있으니까 데리러 와주세요' 라는 전화가 걸려왔다. 나는 너무 놀란 나머지 정신없이 학교로 달려갔다.

겉으로 봐도 보통 아픈 게 아닌 것 같았다. 그래서 곧바로 현지의 대학병원에 데리고 갔다. 그 대학병원의 진단 결과는 '유잉 육종(Ewing's sarcoma)' 이라고 했다. 유잉 육종이 어떤 병인지를 전혀 몰랐던 나는, 현대 의학의 기술로 충분히 낫는다고 믿었다. 그러나 이 병은 최첨단의 의료 기술을 구사해도 생존율이 몇 퍼센트 안 되는 무서운 병이었다. 결국 11세의 사랑하는 딸은 '3개월부터 5개월밖에 못산다' 는 말을 들었다.

의사 선생님의 설명을 들은 나와 아내는 경악했다. 머릿속이 새하얘져 병원에서 현재 가능한 치료인 항암제와 방사선 치료를 곧바로 받았다. 그러나 1개월 만에 딸의 머리카락이 완전히 빠졌고, 식사도 할 수 없었다. 이대로 가다가는 의사가 말한 대로 3개월 만에 세상을 떠나고 말 것이었다.

나는 의사에게만 맡겨두어서는 안 된다고 생각하여, 딸을 살리기 위해서라면 뭐든지 했다. 치유하기 위한 모든 정보를 모았다. 그러다가 수용성 키토산과 만났다.

지금 생각하니 수용성 키토산을 치료에 도입한 것은 대단한 행운이었다. 그땐 '딸을 구할 길은 이것 밖에 없다'고 생각했다.

처음에 하루 10알을 물에 풀어서 벌꿀 등과 섞어 먹였다. 1주일 후에는 하루에 30알을 단 주스나 우유, 요구르트 등에 섞어서 먹였다. 수용성 키토산의 독특한 떫은 맛과 쓴 맛을 그렇게 희석시켜 매일 정해진 양을 필사적으로 먹였다. 딸은 "마시고 싶지 않아"라고 울었던 적도 있었지만, 심하게 꾸짖어서라도 먹였다. 나와 아내는 필사적이었다.

이윽고 의사가 말한 3개월이 지나자, 담당 의사로부터 "증상이 호전되고 있습니다. 지금 수술하여 다리를 절단하면 생존할 가능성이 있습니다"라는 말을 들었다. 부모로서 아이의 다리를 절단하고 싶지는 않았다.

그러나 수용성 키토산 덕분에 머리카락이 다시 자라나기 시작했다. 식사도 할 수 있었고, 체중도 늘어났으며 딸의 안색도 한층 밝아졌다.

눈에 띄게 몸이 좋아졌으므로 이대로 계속하면 다리를 절단하지 않아도 낫는 것이 아닐까 하는 마음에 일단 수술을 보류했다.

그 후 1회에 10알씩 하루에 5번, 50알을 그대로 먹였다. 12월이 되었을 때 딸의 증상이 많이 개선되어 걸어도 통증도 없었고, 식욕과 체중도 정상으로 돌아왔다.

정월에 상경하여 전문병원에서 진단을 받기로 하였다. 그 병원의 소개로 어느 센터에서 검사한 결과, CT 촬영, MRI 검사는 물론, 생검(生檢, 병을 확정하기 위해 생체에서 조직의 일부를 떼어내어 조사하는 방법)에서도 이상이 없다는 믿을 수 없는 결과가 나왔다.

담당 의사한테서는 '재발할 염려가 있으므로 수술과 방사선 치료, 항암제 치료를 받읍시다'라는 말을 들었다. 그러나 지금까지의 경과를 애기하며 양해를 구하자, 의사는 수술과 방사선, 항암제 치료를 받지 않고 수용성 키토산의 복용만으로 그 추이를 관찰해보자는 의견에 동의해 주었다.

지금 딸은 중학교에 입학하여 밴드부에 들어가 건강하게 지내고 있다. 암 센터에서의 진찰 결과는 이상 없다고 했다. 딸은 지금도 꾸준히 수용성 키토산을 복용하고 있다. 딸아이의 다리를 절단하지 않아서 얼마나 다행인지, 수용성 키토산에 감사할 따름이다.

뼈에 전이된 종양이 좋아졌다

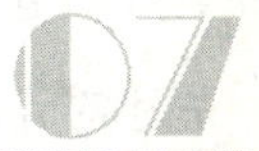

카와무라 레이코(川村怜子) 씨(오사카 시(大阪市) / 48세 / 회사원)

5년 전, 유방암의 수술을 받고 재발을 예방 하기 위해 방사선 치료를 받았다. 그 후 1년 동안 호르몬제를 복용하고 식사요법도 실시했다. 그런데 작년 3월경, 별안간 양 어깨에 통증이 생겼다. 걱정이 되어 병원에서 검사를 받았더니, 양 어깨의 관절 부분에 암 덩어리가 발견된 것이었다. 동시에 종양 마커는 CEA가 15.5, NCC—ST 433으로 1000에 가까운 대단히 높은 수치를 보였다.

담당 의사는 '전이되어도 많이 진행되지 않았다면 종양 마커는 올라가지 않습니다. 그런데 지금 상당히 진행되었습니다. 경우에 따라서는 다른 곳에도 전이되었을 가능성도 있습니다' 라고 했다.

2개월의 호르몬제 치료와 방사선 치료에서도 종양 마커의 수치는 개선되지 않았다. 어깨 관절과 목의 2군데에서는 상당히 진행된 것 같았고, 어깨의 통증이 날이 갈수록 격렬해졌다.

외과 선생님은, '근치할 수는 없습니다. 수술하면 어깨의 통증이 좀 나아집니다' 라고 수술을 권했지만, 예전의 경험도 있어 수술은 하고 싶지 않다고 거부했다.

지금의 치료방법을 가지고는 낫지 않는다는 것은 알고 있었다. 나는 도서관에서 암에 관한 여러 가지 책을 빌려 읽었다. 그 중에 수용성 키토산에 관한 책이 있었다.

우선 지금까지의 치료를 그만두고, '이 수용성 키토산을 복용해 보고, 어느 정도 진행되고 나서 치료할까? 아픔이 더 격렬해지면 다른 전문병원에서 진단을 받을까?' 라는 생각을 하기도 했다. 수술여부도 다시 생각했지만, 역시 하지 않는 편이 좋다고 결심했다.

그러나 수용성 키토산을 복용하고 나서 2주일이 지났더니 조금 좋은 방향으로 나아가고 있다고 느껴졌다. 어깨의 통증도 훨씬 나아져 잠도 편안하게 잘 수 있었다. 그래서 하루에 복용하는 양을 60알로 늘렸다.

그리고 복용하기 시작한 지 3개월이 되자 컨디션이 대단히 좋아졌다. 7월 20일에 X레이로 조사했더니 놀랍게도 목에 있던 검은 그림자가 거의 사라졌다. MRI에서도 분명히 알 수 없을 정도로 종양이 작아진 것이었다.

그 후 2개월 간격으로 X레이 검사를 하였다. 담당 의사는 호르몬제가 효과가 있다고 말하지만, 실제로는 그 약을 거의 복용하지 않았다.

그 후 종양 마커는, NCC-ST-433이 9.5(기준치 7.0 이하), 그렇지만 CEA가 1.5(기준치 2.5 이하), CA-15-3이 22(기준치 27~40)로 정상 범위가 되었다.

지난 1년은 NCC-ST-433도 입원 시의 1000에서 6~10으로 정상치에 가까운 범위 내에서 추이되고 있다.

지금은 수용성 키토산만을 복용하고 있다. NCC-ST-433은 조금 높지만, 다른 마커는 정상 범위이다.

목과 어깨에는 특별한 이상이 느껴지지 않았다. 뼈의 종양은 초기에 발견하기가 어렵다. 그래서 현재 수용성 키토산을 하루에 30알씩 복용하면서 정기검사로 뼈의 종양을 계속 관찰하고 있다.

후두암이 완치되었다

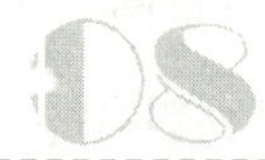

타카사키 아키라(高崎彰) 씨(홋카이도(北海道) / 72세 / 무직)

나는 일을 그만두고도 발명과 인생에 대한 강연을 오랫동안 해왔다. 그런데 3년 전에 갑자기 목에 이상이 생긴 것을 느꼈다. 음료를 마셔도 목이 아팠고, 목소리도 내기 어려웠다.

처음에는 무리한 강연 때문이라고 생각했다. 그래서 목캔디나 목에 좋은 약으로 치료하려고 했지만, 좀처럼 호전되지 않았다. 오히려 목이 더 부어 그나마 나오던 목소리마저 나오지 않는 것이었다.

거울로 입을 들여다보았더니 목의 깊숙한 곳에 큰 덩어리가 보이는 것이었다. 당황해서 이웃의 의사에게 가서 초진을 받았다. 그는 곧바로 후두암이라고 진단하며 큰 병원에 가라고 소개장을 써주었다.

착각이거나 오진이었으면 좋겠다고 얼마나 간절히 생각했는지 모른다. 병원에서 정밀검사를 받아보니 목덜미의 림프액에도 전이되어, 수술도 할 수 없는 상태였다.

나는 바로 입원하여 방사선 치료부터 시작했다. 전부 60회 이상의 방사선 치료가 예정되어 있었다. 하지만 최초 10회를 실시해도 종양은 작아지지 않았고, 기대한 효과는 전혀 없었다.

그러다가 아내의 친구가 수용성 키토산을 소개해 주었다. 늘 새로운 것에 흥미 있어 하는 나는 큰 저항감 없이 수용성 키토산을 복용하기 시작했다. 하루에 30알부터 먹었을 때는 특별한 변화를 느끼지 못했다. 그런데 방사선을 받는 전날에는 50알을 복용했다.

병원에서 수용성 키토산에 관한 책을 읽으면서 나의 병에 대해 관찰하였다. 그 책을 보고 건강보조 식품은 약이 아니기 때문에 어떤 도움도 안 될 것이라는 의문이 풀렸다.

책을 통해 수용성 키토산은 암으로부터 나를 해방시킬 수 있는 약이라고 확신했다. 그래서인지 종양에 대해서도 낙관적으로 생각하였다. 잘 먹고 잠도 잘 잤고, 매일 산책하거나 어느 날에는 쇼핑도 했다. 병원에서는 예쁜 간호사와 농담도 하면서 매일을 즐겁게 보냈다.

그 결과, 의사가 예상한 방사선의 부작용은 전혀 나타나지 않았다. 수용성 키토산을 끈기 있게 복용한 덕분인지 효과가 나타나기 시작한 것이었다. 방사선도 없애지 못했던 암이 서서히 작아지고 있었다.

수용성 키토산을 복용한 지 2개월이 지나자, 목의 종양도 보이지 않았다. 36회째 방사선에서는 드디어 종양이 사라졌다. 림프액의 종양 또한 그 크기가 작아져서 수술 없이 항암제로 고치기로 했다. 수용성 키토산 덕분에 항암제의 부작용도 없이 1개월 후에 나는 무사히 퇴원했다.

수용성 키토산은 정말로 훌륭하다. 방사선 치료를 그토록 많이 받았는데도 부작용이 없는 것도 신기하다. 병실에 같은 병에 걸린 환자들과 함께 있었는데, 그들은 방사선 치료를 몇 번을 받는 동안에 목에 화상을 입고 치료를 중단하는 일이 자주 있었다. 또 기대한 효과도 없이 세상을 떠난 버린 분도 있었다.

지금 나는 강연을 다시 시작했다. 그 강연 속에서 수용성 키토산의 내용도 추가했다. 제가 암을 극복할 수 있었던 것은 수용성 키토산과 낙관적인 사고방식 그리고 현대의 의료기술 때문이라고 생각한다. 의사, 간호사 그리고 수용성 키토산에 감사하고 있다.

재발을 방지하기 위해 지금까지도 정기검사를 받고 있는데, 검사결과도 양호하고 매우 건강하다. 나는 이미 완치했다고 믿는다.

키토산에 대한 Q&A

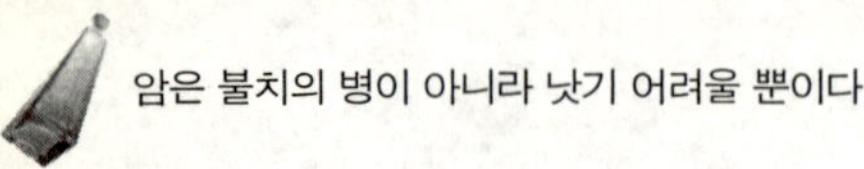
암은 불치의 병이 아니라 낫기 어려울 뿐이다

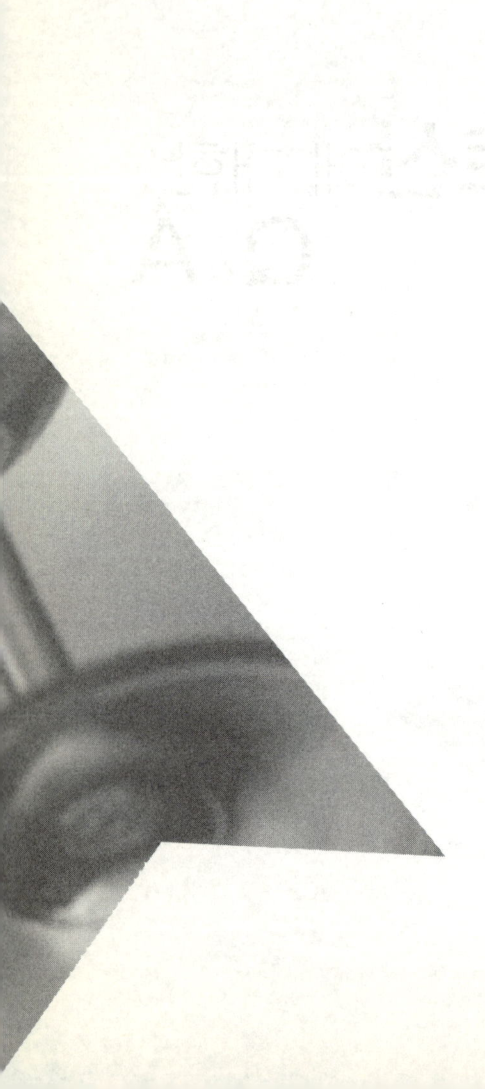

01

지금은 대부분의 사람이 건강식품으로 알고 있는 키틴과 키토산이 시장에 넘쳐나고 있습니다. 그런데 키틴과 키토산은 같은 물질입니까?

다른 물질입니다. 가령, 게 껍질은 키틴질이라고 할 수 있습니다. 게 껍질로부터 탄산칼슘, 단백질, 색소 등을 제외하여 정제한 것이 바로 키틴입니다. 나아가 키틴으로부터 아세틸기(基)를 제외하여 추출 및 정제한 것이 키토산입니다. 키틴은 물에도 산에도 녹지 않습니다. 키토산은 물에는 녹지 않지만, 식초 등의 약산에는 녹습니다.

02

키틴 건강식품을 대표할 수 있는 것은 키토산 건강식품입니까?

네, 그렇습니다. 키토산은 키틴질 및 키틴의 유용한 성질을 그대로 이용하며 거기다 독특한 성질을 더한 것입니다. 키토산 건강식품은 키틴질 및 키틴의 유용성을 살렸고, 나아가 부가가치를 더한 건강식품이라고 할 수 있습니다.

03

키토산이라면 모두 같습니까?

키토산의 종류에는 여러 가지가 있습니다. 같은 키토산 건강식품이지만 그 속에 포함된 키토산 종류에 따라 키토산 본래의 힘을 어느 정도로 낼 수 있느냐가 달라집니다. 특히 키토산의 수용성, 분자량의 크기와 체내 흡수비율은 키토산 건강식품의 질과 관계되므로 매우 중요합니다.

때문에 키토산 자체가 건강식품이 아니라 일종의 재료라고 생각하는 편이 좋습니다. 그것을 용도에 맞게 제품으로 재가공 해야 우리들이 섭취할 수 있기 때문입니다.

04

키토산은 몸에 쉽게 흡수합니까?

아닙니다. 보통 고분자 키토산은 매우 훌륭한 재료이긴 하지만, 가공하지 않은 고분자 상태에서는 인간의 소화기관에 흡수되기 매우 어려운 물질입니다. 따라서 고분자인 키틴 키토산은 복용해도 몸에 흡수되지 않습니다.

자세하게 말하면, 보통 키틴 키토산은 분자량이 몇 십 만에서 백만 이
상의 고분자인 다당류입니다. 대단히 견고한 구조를 가지고 있어서 물
에도 녹지 않습니다. 위장 안에서도 거의 분해되지 않습니다. 고분자인
채 복용하면 호두껍질을 까지 않고 껍질 채 먹는 것과 같습니다. 내용이
아무리 좋아도 흡수되지 않으면 그 효과를 발휘할 수 없습니다.

Q 05

**그러면 건강식품에 사용하는 키토산은 저분자화 수용성 키토산이 제일
좋습니까?**

A 그렇습니다. 고분자의 키토산을 적당하고 작게 분해하면 수용성이 됩
니다. 그러면 체내 흡수비율이 훨씬 높아집니다. 따라서 키토산을 건강
식품으로 사용하려면, 저분자화인 수용성 키토산으로 만들어야만 합니
다.

키토산 가공식품과 함유식품은 같습니까?

A 아닙니다. 의미가 다릅니다. 키토산 가공식품은 키토산의 함유량이 50% 이상인 데 비하여, 키토산 함유식품의 경우는 키토산의 함유량이 50% 이하 10% 이상입니다.

가령 1알의 키토산 건강식품의 무게가 100㎎이라면 그 1알 중에 포함된 키토산의 양이 50㎎ 이상(50% 이상)은 가공식품이며, 49㎎ 이하부터 10㎎까지(10~49%)는 함유식품입니다. 일반적으로 말하면 키토산의 함유량이 높은 쪽이 좋습니다.

키토산 상품이 물에 녹는 것이라면 수용성 키토산이라고 할 수 있습니까?

A 그렇지는 않습니다. 가령 고분자 키토산에서도 식초와 함께 한 것은 물에 녹지만, 그 고분자 키토산을 수용성 키토산이라고 할 수는 없습니다.

Q 그것은 왜 그렇습니까?

A 앞에서 서술한 바와 같이, 보통 키토산은 분자량이 몇 십 만에서 백만 이상의 고분자 다당류여서 물에는 녹지 않습니다. 하지만 식초 등의 약산에는 간단히 녹습니다. 약산에 녹아도 그 키토산의 분자량에는 변화가 없으므로 보통 키토산과 같아서 흡수할 수 없습니다.

고분자의 키토산을 작게 한 것, 혹은 선택적으로 분자량이 몇 천에서 1만까지의 저분자로 가수분해한 것은 식초 등의 산도 필요 없이 물에 녹습니다. 식초 등의 산을 사용하여 물에 녹은 키토산은 수용성 키토산 이라고는 할 수 없습니다.

Q 최근 α-키토산, β-키토산이라는 말을 자주 듣는데, 각각 무슨 차이가 있습니까?

A 키토산은 α와 β의 구별이 없습니다. 확실히 α-키틴, β-키틴은 있는데, α-키틴과 β-키틴으로 만든 키토산은 똑같습니다. 그것은 눈(α-결정수)

과 얼음(β-결정수)이 녹은 액체는 똑같은 물이라는 것과 같은 이치입니다. 그러한 물은 α-물과 β-물이라는 구별이 없고, 구별할 필요도 없습니다. 그리고 건강식품으로서 α-키토산보다 β-키토산 쪽이 좋다는 것도 전혀 근거 없는 비과학적인 말입니다.

10

Q 인간에게는 키토산의 섭취가 필요합니까?

A 필요합니다. 1950년대 중반까지의 일본인은 토양 중의 균류나 효소에 의해 분해된 곤충의 잔해나 갑각류의 껍질(저분자화 키토산)을 식물을 통해 간접적으로 섭취함으로써 병의 예방과 치료에 유용하게 사용하였습니다. 그러나 농약의 남용이나 환경파괴로 식물의 피라미드가 파괴되었기 때문에 키토산을 섭취하는 일은 이제 대단히 어려워졌습니다. 그 대안이 저분자 키토산을 정제하여 성인병을 비롯한 각종 병의 예방 및 치료제의 재료로 사용하는 것입니다.

A 지금까지 기초 연구나 의사의 관리 하에서 실시한 임상 실험에서 검증된, 건강식품 키토산의 효능을 정리하면 다음과 같습니다.

① 발암 물질, 방사성 물질과 중금속의 제거 작용

② 암 전이 저지, 항암 항종양 작용

③ 면역력 · 자연치유력 증강 작용

④ 대사 촉진, 혈당 상승 억제 작용

⑤ 콜레스테롤 흡수 억제와 조정, 혈압 강하 작용

⑥ 요산 대사조절, 통풍 방지 작용

⑦ 빈혈 개선, 신장 기능 개선 작용

⑧ 정장(整腸) 소화 촉진, 영양 개선 작용

⑨ 혈액 정화, 항혈전 작용

⑩ 간 기능 개선 작용

⑪ 칼슘 흡수 촉진 작용

⑫ 항균 · 구취 방지 작용

Q 12 수용성 키토산은 하루에 어느 정도 섭취하는 편이 좋습니까?

A 건강한 어른일 경우, 하루에 0.5~1g이면 좋습니다. 병에 따라서는 하루에 4g을 섭취하는 사람도 있습니다.

Q 13 부작용은 없습니까?

A 수용성 키토산은 극히 안전한 물질입니다. 많은 실험에서 증명된 바와 같이 부작용은 전혀 없습니다. 아이에서부터 노인까지 애용하여 건강을 유지할 수 있는 훌륭한 물질입니다.

Q 호전 반응이란 무엇입니까?

A 키토산을 섭취한 사람에게 피부의 가려움, 습진, 피부가 붉어지는 현상, 눈의 충혈, 나른함, 미열 등의 반응이 나타나기도 합니다. 평균 수치로 말하자면 반응이 나오는 사람이 전체의 몇 퍼센트 밖에 되지 않습니다. 한의사의 설명으로는 호전 반응은 좋아지는 과정에서 나오는 일종의 반응이라고 합니다. 일반적으로 이것은 1주일 이내에 소멸하기 때문에 걱정할 필요는 없습니다.

Q 15 암에 대해서 어떤 효과가 있습니까?

A 애용자 중에 암 환자 분은 많이 있습니다. 그리고 많은 환자 분들이 수용성 키토산으로 건강을 되찾았습니다. 본서에는 그 일부만 소개했는데, 그 중에 '수용성 키토산으로 암이 나았습니다', '암의 진행을 억제했습니다', '항암제의 부작용을 경감했습니다', '암의 재발과 전이를 막았습니다', '수술에서부터 순조롭고 빨리 회복했습니다' 라는 병례를 자

세하게 써 놓았습니다. 말기 암이라고 진단 받은 분들이 수용성 키토산에 의해 기적이라고 밖에 표현할 길이 없을 만큼 완쾌의 기쁨을 누렸습니다. 그것으로도 암에 대한 수용성 키토산의 효능을 알 수 있을 것입니다.

또 토호쿠 약학대학, 홋카이도대학, 돗토리대학을 비롯한 많은 대학이나 연구기관 및 기업은 암에 대한 키틴 키토산의 작용에 대하여 연구를 실시해 왔습니다. 우리도 수용성 키토산을 이용하여 DMH에 의해 유발한 대장암의 실험용 쥐에 대한 수용성 키토산의 암 예방과 억제 작용에 대한 연구를 실시했습니다. 그 결과, 수용성 키토산에는 암 예방 작용과 항암 작용이 있다고 증명되었습니다. 이러한 연구를 정리하면, 다음과 같습니다.

① 수용성 키토산은 암 세포를 직접 죽이는 힘은 없지만, 종양 신생 혈관 저해 작용, 또 암 세포를 끌어들이는 작용으로 암 세포의 활성을 잃게 만들어 그 이상 증식을 억제할 수 있습니다.
② 수용성 키토산은 몸의 면역력을 높여 암의 침윤을 막습니다.
③ 암이 전이할 때 필요한 접착분자와 결합함으로써 암의 전이를 저지합니다.
④ 수용성 키토산은 암 세포로부터 배출된 독소를 흡착 및 제거하여, 통증을 완화시키고 식욕의 저하와 설사 등의 증상을 개선합니다.

따라서 수용성 키토산의 섭취는 암을 치료하는 데 있어 효과적인 치료법 중 하나입니다. 이 수단과 현대의학의 치료방법을 병용함으로써 조기발견, 조기치료를 더하면 암은 꼭 낫습니다.

16

Q 수용성 키토산은 약입니까?

A 아닙니다. 수용성 키토산은 한약도 아니고, 양약도 아닙니다. 약을 초월한 건강식품입니다.

양약의 경우는, 거의 단일성분에서도 효과가 있습니다. 그 유효성분의 구조식과 분자량을 분명히 알고 있습니다. 이 점에서는 수용성 키토산은 양약에 가까우며, 단일성분으로 구조식과 분자량 및 그 효과가 해명되었습니다.

한약의 경우, 단일성분에서는 거의 효과가 없고, 많은 종류의 혼합물이라면 효과를 발휘할 수 있습니다. 물론 그 구조식과 분자량은 모릅니다. 이것은 수용성 키토산과는 다릅니다.

그러나 양약에는 특정한 표적이 있습니다. 가령 특정한 바이러스, 변균에 대한 공격력이 있지만, 그 외의 것에 대해서는 효력이 없기 때문에 그 효과가 적습니다. 그러나 수용성 키토산은 이 점에서는 한약에 가까워서 특정한 표적은 없고 몸의 면역력과 기능을 높이고 또 그 힘을 빌려

병을 극복하게 만들기 때문에 그 효과가 좋습니다.

또 대부분의 양약은 부작용이 많습니다. 거기에 비하면 한약은 부작용이 적습니다. 수용성 키토산 또한 부작용이 없습니다. 그러므로 수용성 키토산은 약을 초월한 건강식품이라고 할 수 있습니다.

17

Q 오래 복용하면 중독이 되지 않습니까?

A 수용성 키토산은 부작용이 없고, 오래 복용해도 중독되지 않습니다. 장기적으로 복용해도 부작용 걱정은 할 필요가 없습니다. 아이에서부터 노인, 또 임산부도 복용할 수 있습니다. 수용성 키토산의 장기적인 복용은 가족의 건강에도 많은 도움이 됩니다.

수용성 키토산의 사용방법을 가르쳐 주시겠습니까?

A 약은 아니기 때문에 정해진 사용방법은 없습니다. 흡수를 촉진하기 위해 조금 많은 물로 마시는 것이 좋습니다. 또 같은 알 수라도 조금씩 나누어 복용하는 편이 좋을 것입니다.

병원에서 받은 약과 함께 복용해도 됩니까?

A 기본적으로는 문제가 없습니다. 약과 동시에 복용해도 괜찮습니다. 또한 다른 건강식품과 함께 복용해도 괜찮습니다.

20

Q 좋은 키토산 상품을 식별하는 방법은 무엇입니까?

A

① 키토산의 순도가 높을 것

② 저분자화한 수용성일 것

③ 키토산의 함유량이 높을 것

④ 가격이 쌀 것

21

Q 앞으로 수용성 키토산의 장래성에 대해서는 어떻게 보십니까?

A 앞으로도 수용성 키토산의 다양한 기능에 대하여 한층 더 연구하여 데이터를 거듭 쌓은 다음에 임상 관찰을 실시할 예정입니다. 또 키틴 키토산처럼 훌륭한 소재를 살려서 새로운 제품을 개발해 가겠습니다.

수용성 키토산의 훌륭함이 더 널리 인식되어 더 많은 분들에게 애용될 것이라고 확신하고 있습니다.

| 참고 서적 |

1) 최후의 바이오 매스 키틴, 키토산(키틴 · 키토산 연구회 편 / 技報堂出版)

2) 키틴, 키토산 실험 매뉴얼(키틴 · 키토산 연구회 편 / 技報堂出版)

3) 키틴, 키토산의 메디컬에의 응용(木船紘爾 저 / 技報堂出版)

4) 키틴, 키토산의 이야기(矢吹稔 저 / 技報堂出版)

5) 키틴 키토산 기초와 약리(奧田拓道 저 / 藥局新聞社)

6) '키틴 키토산'은 왜 성인병에 좋은가(旭丘光志 저 / 現代書林)

7) 1만 명의 의사가 사용하기 시작한 건강 회복 물질 「키틴 키토산」(旭丘光志 저 / 現代書林)

8) 게 껍질 파워 건강법(松永亮 저 / 廣濟堂出版)

9) 키토산의 경이(今村博尚 편저 / 日東書院)

10) '수용성 키토산'이란 무엇인가? (景世兵 저 / キャンパス · シネマ)

11) '건강의 과학' No.2 키친 · 키토산 건강 독본(東洋医学舍)

| 참고 문헌 |

1) Suzuki, S., Y.Okawa, Y.Okura, K.Hashimoto, M.Suzuki:Chitin and Chitosan,
   The Japanese Society of Chitin and Chitosan, p.210-212, Tottori Univ., Tottori(1982).

2) Suzuki, K., Y.Okawa, K.Hashimoto, S.Suzuki, M.Suzuki, Microbiol Immunol, 28, 903-912(1984).

3) Suzuki, K., T.Mikami, Y.Okawa, A.Tokoro, S.Suzuki, M.Suzuki,
   Carbohydr. Res., 151, 403-408(1986).

4) Tokoro, A., N.Tatewaki, K.Suzuki, T.Mikami, S.Suzuki, M.Suzuki,
   Chem. Pharm. Bu1L., 36, 784-790(1988).

5) Tsukada, K., T.Matsumoto, K.Aizawa, A.Tokoro, R.Naruse, S.Suzuki, M.Suzuki,
   Jap. J. Cancer Res., 83, 259-265(1990).

6) Tokoro, A., M.Kobayashi, N.Tatewaki, K.Suzuki, Y.Okawa, T.Mikami, S.Suzuki,
   M.Suzuki., Microbiol Immunol., 33, 357-367(1989).

7) Kobayashi, M. T.Watanabe, S.Suzuki, M.Suzuki : Microbiol Immunol., 34, 413-426(1990).

8) J.Murata, I.Saiki, T.Makabe, Y.Tsuta, S.Tokura and L.Azuma., Cancer Research 51, 22-26.(1991).

가림출판사 · 가림M&B · 가림Let's에서 나온 책들

문 학

바늘구멍
켄 폴리트 지음 / 홍영의 옮김 / 신국판 / 342쪽 / 5,300원

레베카의 열쇠
켄 폴리트 지음 / 손연숙 옮김 / 신국판 / 492쪽 / 6,800원

암병선
니시무라 쥬코 지음 / 홍영의 옮김 / 신국판 / 300쪽 / 4,800원

첫키스한 얘기 말해도 될까
김정미 외 7명 지음 / 신국판 / 228쪽 / 4,000원

사미인곡 上·中·下
김충호 지음 / 신국판 / 각 권 5,000원

이내의 끝자리
박수완 스님 지음 / 국판변형 / 132쪽 / 3,000원

너는 왜 나에게 다가서야 했는지
김충호 지음 / 국판변형 / 124쪽 / 3,000원

세계의 명언 편집부 엮음 / 신국판 / 322쪽 / 5,000원

여자가 알아야 할 101가지 지혜
제인 아서 엮음 / 지창국 옮김 / 4×6판 / 132쪽 / 5,000원

현명한 사람이 읽는 지혜로운 이야기
이정민 엮음 / 신국판 / 236쪽 / 6,500원

성공적인 표정이 당신을 바꾼다
마츠오 도오루 지음 / 홍영의 옮김 / 신국판 / 240쪽 / 7,500원

태양의 법
오오카와 류우호오 지음 / 민병수 옮김 / 신국판 / 246쪽 / 8,500원

영원의 법
오오카와 류우호오 지음 / 민병수 옮김 / 신국판 / 240쪽 / 8,000원

석가의 본심
오오카와 류우호오 지음 / 민병수 옮김 / 신국판 / 246쪽 / 10,000원

옛 사람들의 재치와 웃음
강형중 · 김경익 편저 / 신국판 / 316쪽 / 8,000원

지혜의 쉼터
쇼펜하우어 지음 / 김충호 엮음 / 4×6판 양장본 / 160쪽 / 4,300원

헤세가 너에게
헤르만 헤세 지음 / 홍영의 엮음 / 4×6판 양장본 / 144쪽 / 4,500원

사랑보다 소중한 삶의 의미
크리슈나무르티 지음 / 최윤영 엮음 / 신국판 / 180쪽 / 4,000원

장자-어찌하여 알 속에 털이 있다 하는가
홍영의 엮음 / 4×6판 / 180쪽 / 4,000원

논어-배우고 때로 익히면 즐겁지 아니한가
신도희 엮음 / 4×6판 / 180쪽 / 4,000원

맹자-가까이 있는데 어찌 먼 데서 구하려 하는가
홍영의 엮음 / 4×6판 / 180쪽 / 4,000원

아름다운 세상을 만드는 사랑의 메시지 365
DuMont monte Verlag 엮음 / 정성호 옮김
4×6판 변형 양장본 / 240쪽 / 8,000원

황금의 법
오오카와 류우호오 지음 / 민병수 옮김 / 신국판 / 320쪽 / 12,000원

왜 여자는 바람을 피우는가?
기젤라 룬테 지음 / 김현성 · 진정미 옮김 / 국판 / 200쪽 / 7,000원

세상에서 가장 아름다운 선물 김인자 지음

엄마가 두 딸에게 주는 인생의 지침서. 같은 여성으로서의 엄마, 친구로서의 엄마, 삶의 등대로서의 엄마가 딸들에게 바라는 점, 두 딸을 키우면서 세운 교육관 등이 솔직하게 담겨 있다. 또한 딸들과 주고받은 편지, 메모는 서로 교감하는 부모와 자녀의 사이를 말해주는 일종의 답안으로 제시되고 있다.
국판변형 / 292쪽 / 9,000원

수능에 꼭 나오는 한국 단편 33 윤종필 엮음
수능 시험에 대비하기 위해 중고등학교 시절에 반드시 읽어두어야 할 한국 문학의 대표적인 단편 33선을 엄선하여 수록. 이 책에 수록된 대표 단편들은 청소년기의 간접 경험을 위한 매체, 세대를 초월하는 교류 수단, 삶의 활력소가 되어 줄 것이다. 또한 수능 및 내신, 논술 대비에 많은 도움을 줄 것이다.
신국판 / 704쪽 / 11,000원

수능에 꼭 나오는 한국 현대 단편 소설 윤종필 엮음 및 해설
1960~1970년대를 대표하는 단편소설을 엄선하여 수록. 현행 교과과정에 적합한 작품들을 엮어 청소년들의 학습에도 도움이 되도록 하였고, 더불어 소설 작품을 읽음으로써 간접 경험을 할 수 있게 하였으며, 풍부한 상상력을 키워갈 수 있도록 하였다. 각 작품에 대한 요점 정리도 해놓아 학습 효과도 높일 수 있다.
신국판 / 364쪽 / 11,000원

수능에 꼭 나오는 세계단편(영미권) 지창영 옮김 / 윤종필 엮음 및 해설
1920~1950년대 단편 소설 분야 최고 작가의 작품만 엄선하여 수록. 미국과 영국의 단편선을 통하여 그 나라의 정신적 가치, 문화적 특징을 접함으로써 정신적인 성장을 할 수 있는 계기가 될 수 있을 것이다.
신국판 / 328쪽 / 10,000원

수능에 꼭 나오는 세계단편(유럽권) 지창영 옮김 / 윤종필 엮음 및 해설
1920~1950년대 프랑스, 러시아, 독일의 특색을 온전히 느낄 수 있고 그 나라를 대표할 수 있는 작가의 작품만을 엄선하여 12편을 실은 것이다. 이 작품들은 몇 백 년이 흐른 지금에도 전 세계인들이 애독하고 있는 불후의 명작들에 속한다.
신국판 / 360쪽 / 11,000원

건 강

식초건강요법
건강식품연구회 엮음 / 신재용(해성한의원 원장) 감수
가장 쉽게 구할 수 있고 경제적인 식품이면서 상상할 수 없을 정도로 뛰어난 약효를 지닌 식초의 모든 것을 담은 건강지침서!
신국판 / 224쪽 / 6,000원

아름다운 피부미용법 이순희(한독피부미용학원 원장) 지음
피부조직에 대한 기초 이론과 우리 몸의 생리를 알려줌으로써 아름다운 피부, 젊은 피부를 오래 유지할 수 있는 비결 제시!
신국판 / 296쪽 / 6,000원

버섯건강요법 김병각 외 6명 지음
종양 억제율 100%에 가까운 96.7%를 나타내는 기적의 약용버섯 등 신비의 버섯을 통하여 암을 치료하고 비만, 당뇨, 고혈압, 동맥경화 등 각종 성인병 예방을 위한 생활 건강 지침서!
신국판 / 286쪽 / 8,000원

성인병과 암을 정복하는 유기게르마늄
이상현 편저 / 캬오 샤오이 감수
최근 들어 각광을 받고 있는 새로운 치료제인 유기게르마늄을 통한 성인병, 각종 암의 치료에 대해 상세히 소개.
신국판 / 312쪽 / 9,000원

난치성 피부병 생약효소연구원 지음
현대의학으로도 치유불가능했던 난치성 피부병인 건선·아토피(태열)의 완치요법이 수록된 건강 지침서.
신국판 / 232쪽 / 7,500원

新 방약합편 정도명 편역
자신의 병을 알고 증세에 맞춰 스스로 처방을 할 수 있고 조제할 수 있는 보약 506가지 수록. 신국판 / 416쪽 / 15,000원

자연치료의학 오홍근(신경정신과 의학박사·자연의학박사) 지음
대한민국 최초의 자연의학박사가 밝힌 신비의 자연치료의학으로 자연산물을 이용하여 부작용 없이 치료하는 건강 생활 비법 공개!! 신국판 / 472쪽 / 15,000원

약초의 활용과 가정한방 이인성 지음
주변의 흔한 식물과 약초를 활용하여 각종 질병을 간편하게 예방·치료할 수 있는 비법제시. 신국판 / 384쪽 / 8,500원

역전의학 이시하라 유미 지음 / 유태종 감수
일반상식으로 알고 있는 건강상식에 대해 전혀 새로운 관점에서 비판하고 아울러 새로운 방법들을 제시한 건강 혁명 서적!!
신국판 / 286쪽 / 8,500원

이순희식 순수피부미용법 이순희(한독피부미용학원 원장) 지음
자신의 피부에 맞는 관리법으로 스스로 피부관리를 할 수 있는 방법을 제시하고 책 속 부록으로 천연팩 재료 사전과 피부 타입별 팩 고르기. 신국판 / 304쪽 / 7,000원

21세기 당뇨병 예방과 치료법 이현철(연세대 의대 내과 교수) 지음
세계 최초 유전자 치료법을 개발한 저자가 당뇨병과 대항하여 가장 확실하게 이길 수 있는 당뇨병에 대한 올바른 이론과 발병 시 대처 방법을 상세히 수록! 신국판 / 360쪽 / 9,500원

신재용의 민의학 동의보감 신재용(해성한의원 원장) 지음
주변의 흔한 먹거리를 이용해 신비의 명약이나 보약으로 활용할 수 있는 건강 지침서로서 저자가 TV나 라디오에서 다 밝히지 못한 한방 및 민간요법까지 상세히 수록!! 신국판 / 476쪽 / 10,000원

치매 알면 치매 이긴다 배오성(백상한방병원 원장) 지음
B.O.S.요법으로 뇌세포의 기능을 활성화시키고 엔돌핀의 분비 효과를 극대화시켜 증상에 맞는 한약 처방을 병행하여 치매를 치유하는 획기적인 치유법 제시. 신국판 / 312쪽 / 10,000원

21세기 건강혁명 밥상 위의 보약 생식 최경순 지음
항암식품으로, 다이어트식으로, 젊고 탄력적인 피부를 유지할 수 있게 해주는 자연식으로의 생식을 소개하여 현대인들의 건강 길라잡이가 되도록 하였다. 신국판 / 348쪽 / 9,800원

기치유와 기공수련 윤한홍(기치유 연구회 회장) 지음
누구나 노력만 하면 개발할 수 있고 활용할 수 있는 기 수련 방법과 기치유 개발 방법 소개. 신국판 / 340쪽 / 12,000원

만병의 근원 스트레스 원인과 퇴치 김지혁(김지혁한의원 원장) 지음
만병의 근원인 스트레스를 속속들이 파헤치고 예방법까지 속시원하게 제시!! 신국판 / 324쪽 / 9,500원

김종성 박사의 뇌졸중 119 김종성 지음
우리나라 사망원인 1위. 뇌졸중 분야의 최고 권위자인 저자가 일상생활에서의 건강관리부터 환자간호에 이르기까지 뇌졸중의 예방, 치료법 등 모든 것 수록. 신국판 / 356쪽 / 12,000원

탈모 예방과 모발 클리닉 장정훈·전재홍 지음
미용적인 측면과 우리가 일상적으로 고민하고 궁금해 하는 털에 관한 내용들을 다양하고 재미있게 예들을 들어가면서 흥미롭게 풀어간 것이 이 책의 특징. 신국판 / 252쪽 / 8,000원

구태규의 100% 성공 다이어트 구태규 지음
하이틴 영화배우의 다이어트 체험서. 저자만의 다이어트법을 제시하면서 바람직한 다이어트에 대해서도 알려준다. 건강하게 날씬해지고 싶은 사람들을 위한 필독서!
4×6배판 변형 / 240쪽 / 9,900원

암 예방과 치료법 이춘기 지음
암환자와 가족들을 위해서 암의 치료방법에서부터 합병증의 예방 및 암이 생기기 전에 알 수 있는 방법에 이르기까지 상세하게 해설해 놓은 책. 신국판 / 296쪽 / 11,000원

알기 쉬운 위장병 예방과 치료법 민영일 지음
소화기관인 위와 관련 기관들의 여러 질환을 발병 원인, 증상, 치료법을 중심으로 알기 쉽게 해설해 놓은 건강서.
신국판 / 328쪽 / 9,900원

이온 체내혁명 노보루 야마노이 지음 / 김병관 옮김
새로운 건강관리 이론으로 주목을 받고 있는 음이온을 통해 건강을 돌볼 수 있는 방법 제시. 신국판 / 272쪽 / 9,500원

어혈과 사혈요법 정지천 지음
침과 부항요법 등을 사용하여 모든 질병을 다스릴 수 방법과 우리 주변에서 흔하게 접할 수 있는 각 질병의 상황별 처치를 혈자리 그림과 함께 해설. 신국판 / 308쪽 / 12,000원

약손 경락마사지로 건강미인 만들기 고정환 지음
경락과 민족 고유의 정신 약손을 결합시킨 약손 성형경락 마사지로 수술하지 않고도 자신이 원하는 부위를 고치는 방법을 제시하는 건강 미용서. 4×6배판 변형 / 284쪽 / 15,000원

정유정의 LOVE DIET 정유정 지음
널리 알려진 온갖 다이어트 방법으로 살을 빼려고 노력했던 저자의 고통스러웠던 다이어트 체험담이 실려 있어 지금 살 때문에 고민하는 사람들이 가슴에 와 닿는 나만의 다이어트 계획을 나름대로 세울 수 있을 것이다. 4×6배판 변형 / 196쪽 / 10,500원

머리에서 발끝까지 예뻐지는 부분다이어트 신상만·김선민 지음
한약을 먹거나 침을 맞아 살을 빼는 방법, 아로마요법을 이용한 다이어트법, 운동을 이용한 부분비만 해소법 등이 실려 있으므로 나에게 맞는 방법을 선택해 날씬하고 예쁜 몸매를 만들 수 있을 것이다. 4×6배판 변형 / 196쪽 / 11,000원

알기 쉬운 심장병 119 박승정 지음
심장병에 관해 심장질환이 생기는 원인, 증상, 치료법을 중심으로 내용을 상세하게 해설해 놓은 건강서. 신국판 / 248쪽 / 9,000원

알기 쉬운 고혈압 119 이정균 지음
생활 속의 고혈압에 관해 일반인들이 관심을 가지고 예방할 수 있도록 고혈압의 원인, 증상, 합병증 등을 상세하게 해설해 놓은 건강서. 신국판 / 304쪽 / 10,000원

여성을 위한 부인과질환의 예방과 치료 차선희 지음
남들에게는 말할 수 없는 증상들로 고민하고 있는 여성들을 위해 부인암, 골다공증, 빈혈 등 부인과질환을 원인 및 치료방법을 중심으로 설명한 여성건강 정보서. 신국판 / 304쪽 / 10,000원

알기 쉬운 아토피 119 이승규·임승엽·김문호·안유일 지음
감기처럼 흔하지만 암만큼 무서운 아토피 피부염의 원인에서부터 증상, 치료방법, 임상사례, 민간요법을 적용한 환자들의 경험담 등 수록. 신국판 / 232쪽 / 9,500원

120세에 도전한다 이권행 지음
아프지 않고 건강하게 오래 살기를 바라는 현대인들에게 우리 체질에 맞는 식생활습관, 심신 활동, 생활습관, 체질별·나이별 양생법을 소개. 장수하고픈 독자들의 궁금증을 풀어줄 것이다.
신국판 / 308쪽 / 11,000원

건강과 아름다움을 만드는 요가 정판식 지음
책을 보고서 집에서 혼자서도 할 수 있는 요가법 수록. 각종 질병에 따른 요가 수정체조법도 담았으며, 별책 부록으로 한눈에 보는 요가 차트 수록. 4×6배판 변형 / 224쪽 / 14,000원

우리 아이 건강하고 아름다운 롱다리 만들기 김성훈 지음
키 작은 우리 아이를 롱다리로 만드는 비법공개. 식사습관과 생활습관만의 변화로도 키를 크게 할 수 있으므로 키 작은 자녀를 둔 부모의 고민을 해결해 준다. 대국전판 / 236쪽 / 10,500원

알기 쉬운 허리디스크 예방과 치료 이종서 지음
전문가들의 의견, 허리병의 치료에서 가장 중요한 운동치료, 허리디스크와 요통에 관해 언론에서 잘못 소개한 기사나 과장 보도한 기사, 대상이 광범위함으로써 생기고 있는 사이비 의술 및 상업적인 의술을 시행하는 상업적인 병원 등을 소개함으로써 허리병을 앓고 있는 사람들에게 정확하고 올바른 지식을 전달하고자 하는 길라잡이서. 대국전판 / 336쪽 / 12,000원

소아과 전문의에게 듣는 알기 쉬운 소아과 119

신영규 · 이강우 · 최성항 지음
새내기 엄마, 아빠를 위해 올바른 육아법을 제시하고 각종 질병에 대한 치료법 및 예방법, 응급처치법을 소개.
4×6배판 변형 / 280쪽 / 14,000원

피가 맑아야 건강하게 오래 살 수 있다 김영찬 지음
현대인이 앓고 있는 고혈압, 당뇨병, 심장병 등은 피가 끈적거리고 혈관이 너덜거려서 생기는 질병이다. 이러한 성인병을 치료하려면 식이요법, 생활습관 개선 등을 통해 피를 맑게 해야 한다. 이 책에서는 피를 맑게 하기 위해 필요한 처방, 생활습관 개선법을 한의학적 관점에서 상세하게 설명하고 있다.
신국판 / 256쪽 / 10,000원

웰빙형 피부 미인을 만드는 나만의 셀프 피부건강 양해원 지음
모든 사람들이 관심 있어 하는 피부 관리를 집에서 할 수 있게 해주는 실용서. 집에서 간단하게 만들 수 있는 화장수, 팩 등을 소개하여 손안의 미용서 역할을 하고 있다.
대국전판 / 144쪽 / 10,000원

내 몸을 살리는 생활 속의 웰빙 항암 식품 이승남 지음
암=사형 선고라는 고정 관념을 깨자는 전제 아래 우리 밥상에서 흔히 볼 수 있는 먹거리로 암을 예방하며 치료하는 방법 소개. 암환자와 그 가족들에게 희망을 안겨 줄 것이다.
대국전판 / 248쪽 / 9,800원

마음한글, 느낌한글 박완식 지음
훈민정음의 창제원리를 이용한 한글명상, 한글요가, 한글체조로 지금까지의 요가나 명상과는 차원이 다른 더욱 더 효과적인 수련으로 이제 당신 앞에 새로운 세계가 펼쳐진다.
4×6배판 / 300쪽 / 15,000원

웰빙 동의보감식 발마사지 10분 최미희 지음, 신재용 감수
발이 병나면 몸에도 병이 생긴다. 우리 몸 중에서 가장 천대받으면서도 가장 많은 일을 하는 발을 새롭게 인식하는 추세에 맞추어 발을 가꾸어 건강을 지키는 방법 제시. 각 질병별 발마사지 방법, 부위를 구체적으로 설명하고 있다. 텔레비전을 보면서 하는 15분의 발마사지가 피로를 풀어주고 건강을 지켜줄 것이다.
4×6배판 변형 / 204쪽 / 13,000원

아름다운 몸, 건강한 몸을 위한 목욕 건강 30분 임하성 지음
우리가 흔히 대수롭지 않게 여기고 하는 습관 중에 하나가 목욕일 것이다. 그러나 이제 목욕도 건강과 관련시켜 올바른 방법으로 해야 한다. 웰빙 시대, 웰빙 라이프에 맞는 올바른 목욕법을 피부 관리 및 우리들의 생활 패턴에 맞추어 제시해 본다.
대국전판 / 176쪽 / 9,500원

내가 만드는 한방생주스 60 김영섭 지음
일반적인 과일 · 야채 주스에 21가지 한약재로 기본 음료를 만들어 맛과 영양을 고루 갖춘 최초의 웰빙 한방 건강음료 만드는 법 60가지 수록!! 각 음료마다 만드는 법과 효능을 실어 우리 가족 건강을 지키는 건강지침서의 역할을 한다.
국판 / 112쪽 / 7,000원

몸을 살리는 건강식품 백은희 · 조창호 · 최양진 지음
스트레스에 시달리는 현대인들에게 사냥 영양소를 공급해 주는 건강기능식품에 관한 상세한 정보를 담고 있다. 나에게 필요한 영양소는 어떤 것이 있으며, 어떻게 섭취했을 때 가장 큰 효과를 얻을 수 있는 지 등을 조목조목 설명해 놓은 것이 눈에 띈다.
신국판 / 384쪽 / 11,000원

건강도 키우고 성적도 올리는 자녀 건강 김진돈 지음
자녀를 둔 부모라면 가장 먼저 생각하는 것이 자녀의 건강일 것이다. 특히 수험생을 둔 부모라면 그 관심은 말로 단정지을 수 없다. 수험생 자신이나 부모가 알아야 한 평소 건강 관리법, 제일 이겨내기 힘든 계절인 여름철 건강 관리법, 조심해야 할 질병들에 대해 예방법, 치료법을 상세하게 소개하고 있다.
신국판 / 304쪽 / 12,000원

알기 쉬운 간질환 119 이관식 지음
간염이 있는 사람이 술잔을 돌릴 경우 간염이 전염될까? 우리는 간이 소중한 존재임을 알면서도 혹사시키는 일이 많다. 간염 전염 및 간경화, 간암 등에 대한 잘못된 지식을 제대로 잡아주고 간과 관련된 병을 예방하는 법, 병에 걸렸을 때 치료하고 관리하는 법 등을 상세히 수록하여 간을 건강하게 지킬 수 있도록 해준다.
신국판 / 264쪽 / 11,000원

밥으로 병을 고친다 허봉수 지음
우리가 하루 세 끼 식사에서 대하는 밥상이 우리의 건강을 지켜주는 최고의 건강지킴이다. 이 간단 명료한 진리를 알면서도 우리는 다른 방법으로 건강을 지키려고 한다. 건강을 지키는 일은 어렵고 특별한 일이 아니라 보통의 밥상에서 지킬 수 있는 일임을 강조하고 거기에 맞는 실제 사례를 제시하여 비슷한 사례에서 응용할 수 있게 내용을 구성하고 있다.
대국전판 / 352쪽 / 13,500원

알기 쉬운 신장병 119 김형규 지음
신장병은 특별한 증상이 없어 조기진단이 힘들다고 한다. 그러나 진단과 치료의 혜택으로 완치를 할 수 있는 병이라고도 한다. 일상생활 속에서 신장병을 파악할 수 있는 자가진단법, 신장병을 검사하고 치료하는 방법, 신장병과 관련 있는 질병들을 일반인들이 이해하기 수준에서 설명하고 있다. 또한 신장병과 관련 있는 생활 속의 정보를 부록으로 수록하여 내용의 깊이를 더해주고 있다. 신국판 / 240쪽 / 10,000원

마음의 감기 치료법 우울증 119 이민수 지음
우울증에는 예외의 대상이 없다. 현대인이라면 누구나 우울증에 걸릴 수 있다는 전제 아래 일반인들이 쉽게 이해할 수 있는 우울증을 담고 있다. 남에게, 가족에게 숨겨야 하는 몹쓸 병이 아니라 바르고 정확하게 알아야 건강한 삶을 누릴 수 있는 병임을 알리면서 우울증을 치료하는 법, 환자 본인과 가족 및 주위에서 가져야 할 자세 등을 알려준다.
대국전판 / 232쪽 / 9,800원

관절염 119 송영욱 지음
"비가 오려나? 왜 이리 무릎이 쑤시나." 이렇게 표현되는 관절염에는 일반인들이 잘 알지 못하는 다른 종류의 관절염도 있다. 이러한 관절염을 일반인들의 입장에서 쉽게 이해하고 예방하고 치료할 수 있는 방법을 소개하고 있다. 생활 속에서의 습관을 고치고 운동을 통해서 허리나 다리가 아픈 통증에서 벗어날 수 있다. 대국전판 / 224쪽 / 9,800원

내 딸을 위한 미성년 클리닉 강병문 · 이향아 · 최정원 지음
서울 아산병원 미성년 클리닉팀의 새로운 제안!! 청소년기의 건강상태는 평생을 좌우 한다. 이 시기를 어떻게 보내느냐에 따라 60년 인생이 완전히 달라질 수 있다. 특히 여자라면 꼭 알아야 할 건강 이야기로 자라나는 우리 딸들이 자신의 몸을 소중히 하는데 도움이 될 것이다. 대판 / 148쪽 / 8,000원

암을 다스리는 기적의 치유법
케이 세이헤이 감수 / 카와키 나리카즈 지음 / 민병수 옮김
저분자 수용성 키토산의 파워!! 항암제나 방사선 치료의 부작용을 경감시키고 그 효과를 오래 지속시켜주는 효과를 비롯한 키토산의 6대 항암 효과를 통하여 암에 탁월한 효과가 있는 수용성 키토산의 전신 면역 요법에 대하여 알 수 있을 것이다. 더불어 사연지뷰력에 대한 강한 믿음을 갖게 된다.
신국판 / 256쪽 / 9,000원

교 육

우리 교육의 창조적 백색혁명
원상기 지음 / 신국판 / 206쪽 / 6,000원

현대생활과 체육
조창남 외 5명 공저 / 신국판 / 340쪽 / 10,000원

퍼펙트 MBA IAE유학네트 지음 / 신국판 / 400쪽 / 12,000원

유학길라잡이 Ⅰ -미국편
IAE유학네트 지음 / 4×6배판 / 372쪽 / 13,900원

유학길라잡이 Ⅱ - 4개국편
IAE유학네트 지음 / 4×6배판 / 348쪽 / 13,900원

조기유학길라잡이.com
IAE유학네트 지음 / 4×6배판 / 428쪽 / 15,000원

현대인의 건강생활
박상호 외 5명 공저 / 4×6배판 / 268쪽 / 15,000원

천재아이로 키우는 두뇌훈련
나카마츠 요시로 지음 / 민병수 옮김
머리가 좋은 아이로 키우기 위한 환경 만들기, 식사, 운동 등 연령별 두뇌 훈련법 소개. 국판 / 288쪽 / 9,500원

두뇌혁명 나카마츠 요시로 지음 / 민병수 옮김
『뇌내혁명』 하루야마 시게오의 추천작!! 어른들을 위한 두뇌 개발서로, 풍요로운 인생을 만들기 위한 '뇌' 와 '몸' 자극법 제시.
4×6판 양장본 / 288쪽 / 12,000원

테마별 고사성어로 익히는 한자
김경익 지음 / 4×6배판 변형 / 248쪽 / 9,800원

生생 공부비법 이은승 지음
국내 최초 수학과외 수출의 주인공 이은승이 개발한 자기만의 맞춤식 공부학습법 소개. 공부도 하는 법을 알면 목표를 달성할 수 있다고 용기를 북돋우어 주는 실전 공부 비법서.
대국전판 / 272쪽 / 9,500원

자녀를 성공시키는 습관만들기 배은경 지음
성공하는 자녀를 꿈꾸는 부모들이 알아야 할 자녀 교육법 소개. 부모는 자녀 인생의 주연이 아님을 알아야 하며 부모의 좋은 습관, 건전한 생각이 자녀의 성공 인생을 가져온다는 내용을 담은 부모 및 자녀 모두를 위한 자기 계발서.
대국전판 / 232쪽 / 9,500원

한자능력검정시험 1급 한자능력검정시험연구위원회 편저
한자능력검정시험의 최상급인 1급 대비서. 2~8급 배정한자(2355자)를 포함하는 1급 배정한자 3500자에 관한 유래, 활용예, 사자성어, 예상문제 등을 완벽 수록하여 시험에 만전을 기할 수 있게 하였다. 또한 쓰기 배정한자 2005자에 대한 부록도 수록하여 읽기와 쓰기 한자 익힘이 완벽하게 이루어지도록 하였다. 4×6배판 / 568쪽 / 21,000원

한자능력검정시험 2급 한자능력검정시험연구위원회 편저
국어사전식 단어 배열, 내용을 쉽게 이해할 수 있도록 도와 주는 일러스트, 기출 문제의 완전 분석을 바탕으로 한 예상 문제 수록 등 한자능력검정시험 2급을 준비하는 사람들을 위한 완벽 대비서. 4×6배판 / 472쪽 / 18,000원

한자능력검정시험 3급(3급Ⅱ) 한자능력검정시험연구위원회 편저
4급 한자를 포함한 3급 · 3급Ⅱ 배정한자 1817자 각 한자에 대한 어원 및 실용 사례를 수록하였다. 각 한자의 배열은 가, 나, 다… 의 국어사전식 배열을 채택하여 음만 알아도 한자를 쉽게 찾을 수 있게 하였다. 또한 한자의 이해를 돕는 일러스트, 3급 · 3급Ⅱ 한자를 포함한 실생활에 응용할 수 있는 생활 한자 코너를 배정하여 학습의 깊이를 더해주고 있다. 끝으로 기출문제 분석에 맞춘 예상문제와 쓰기 배정 한자를 실어 3급 · 3급Ⅱ 한자 학습을 완전하게 익힐 수 있게 하였다. 4×6배판 / 440쪽 / 17,000원

한자능력검정시험 4급(4급Ⅱ) 한자능력검정시험연구위원회 편저
국어사전식 단어 배열, 4급 한자 1000자 필순 수록, 생활에서 활용할 수 있는 활용 한자 요점정리, 생활 속에서 자주 쓰이는 약자, 한자의 이해를 돕기 위한 일러스트와 유래 설명, 4급 한자 1000자를 응용한 한자 심화 학습, 기출 문제를 완전 분석한 후 그에 따라 엄선한 예상문제 수록 등 4급 한자 익히기와 시험에 대비하는 모든 사람들을 위한 완벽 대비서.
4×6배판 / 352쪽 / 15,000원

한자능력검정시험 5급 한자능력검정시험연구위원회 편저
국어사전식 단어 배열, 5급 한자 500자 따라 쓰기, 생활에서 활용할 수 있는 활용 한자 요점정리, 생활 속에서 자주 쓰이는 약자, 한자의 이해를 돕기 위한 일러스트와 유래 설명, 기출 문제를 완전 분석한 후 그에 따라 엄선한 예상문제 수록 등 5급 한자 익히기와 시험에 대비하는 모든 사람들을 위한 완벽 대비서.
4×6배판 / 264쪽 / 11,000원

한자능력검정시험 6급 한자능력검정시험연구위원회 편저
국어사전식 단어 배열, 6급 한자 300자 따라 쓰기, 생활에서 활용할 수 있는 활용 한자 요점정리, 한자의 이해를 돕기 위한 일러스트와 유래 설명, 기출 문제를 완전 분석한 후 그에 따라 엄선한 예상문제 수록 등 6급 한자 익히기와 시험에 대비하는 모든 사람들을 위한 완벽 대비서. 4×6배판 / 168쪽 / 8,500원

한자능력검정시험 7급 한자능력검정시험연구위원회 편저
국어사전식 단어 배열, 각 한자 배우기에 도움이 되는 일러스트를 곁들이고 한자의 구성 원리를 설명해 놓아 한자 배우기가 재미있고 쉽다. 또한 따라쓰기를 통해 한자 익히기를 완전하게 끝낼 수 있도록 하였으며 활용 예문을 다양하게 예시해 놓았다.
4×6배판 / 152쪽 / 7,000원

한자능력검정시험 8급 한자능력검정시험연구위원회 편저
8급 한자 50자에 대해 각 한자 배우기에 도움이 되는 일러스트를 곁들이고 한자의 구성 원리를 설명해 놓아 한자 배우기가 재미있고 쉽다. 또한 따라쓰기를 통해 기본 한자 익히기를 완전하게 끝낼 수 있도록 하였으며 기본 50개의 한자를 활용한 예문을 다양하게 예시해 놓았다. 4×6배판 / 112쪽 / 6,000원

볼링의 이론과 실기
이택상 지음 / 신국판 / 192쪽 / 9,000원

취미 · 실용

김진국과 같이 배우는 와인의 세계 김진국 지음
포도주 역사에서 분류, 원료 포도의 종류와 재배, 양조 · 숙성 · 저장, 시음법, 어울리는 요리와 와인의 유통과 소비, 와인 시장의 현황과 전망, 와인 판매 요령, 와인의 보관과 재고의 회전, '와인 양조 비밀의 모든 것' 을 동영상으로 담은 CD까지, 와인의 모든 것이 담긴 종합학습서.
국배판 변형양장본(올 컬러판) / 208쪽 / 30,000원

경제 · 경영

CEO가 될 수 있는 성공법칙 101가지
김승룡 편역 / 신국판 / 320쪽 / 9,500원

정보소프트 김승룡 지음 / 신국판 / 324쪽 / 6,000원

기획대사전 다카하시 겐코 지음 / 홍영의 옮김
기획에 관련된 모든 사항을 실례와 도표를 통하여 초보자에서 프로기획맨에 이르기까지 효율적으로 활용할 수 있도록 체계적으로 총망라하였다. 신국판 / 552쪽 / 19,500원

맨손창업 · 맞춤창업 BEST 74 양혜숙 지음
창업대행 현장 전문가가 추천하는 유망업종을 7가지 주제별로 나누어 수록한 맞춤창업서로 창업예비자들에게 창업의 길을 밝혀줄 발로 뛰면서 만든 실무 지침서!! 신국판 / 416쪽 / 12,000원

무자본, 무점포 창업! FAX 한 대면 성공한다
다카시로 고시 지음 / 홍영의 옮김 / 신국판 / 226쪽 / 7,500원

성공하는 기업의 인간경영 중소기업 노무 연구회 편저 / 홍영의 옮김
무한경쟁시대에서 각 기업들의 다양한 경영 실태 속에서 인사 · 노무 관리 개선에 있어서 기업의 효율을 높이고 발전을 이룰 수 있는 원칙을 제시. 신국판 / 368쪽 / 11,000원

21세기 IT가 세계를 지배한다 김광희 지음
21세기 화두로 떠오른 IT혁명의 경쟁력에 대해서 전문가의 논리적이고 철저한 해설과 더불어 매장 끝까지 실제 사례를 곁들여 설명. 신국판 / 380쪽 / 12,000원

경제기사로 부자아빠 만들기 김기태 · 신현태 · 박근수 공저
날마다 배달되는 경제기사를 꼼꼼히 챙겨보는 사람만이 현대생활에서 부자가 될 수 있다. 언론인의 현장감각과 학자의 전문성을 접목시킨 것이 이 책의 특성! 누구나 이 책을 읽고 경제원리

를 체득, 경제예측을 할 수 있게 준비된 생활경제서적.
신국판 / 388쪽 / 12,000원

포스트 PC의 주역 정보가전과 무선인터넷 김광희 지음
포스트 PC의 주역으로 급부상하고 있는 정보가전과 무선인터넷 그리고 이를 구현하기 위한 관련 테크놀러지를 체계적으로 소개. 신국판 / 356쪽 / 12,000원

성공하는 사람들의 마케팅 바이블 채수명 지음
최근의 이론을 보완하여 내놓은 마케팅 관련 실무서. 마케팅의 정보전략, 핵심요소, 컨설팅실무까지 저자의 노하우와 창의적인 이론이 결합된 마케팅서. 신국판 / 328쪽 / 12,000원

느린 비즈니스로 돌아가라
사카모토 게이이치 지음 / 정성호 옮김
미국식 스피드 경영에 익숙해져 현실의 오류를 간과하고 있는 사람들을 위한 어떻게 팔 것인가보다 무엇을 팔 것인가를 설명하는 마케팅 컨설턴트의 대안 제시서! 신국판 / 276쪽 / 9,000원

적은 돈으로 큰돈 벌 수 있는 부동산 재테크 이원재 지음
700만 원으로 부동산 재테크에 뛰어들어 100배 불린 저자가 부동산 재테크를 계획하고 있는 사람들이 반드시 알아두어야 할 내용을 경험담을 담아 해설해 놓은 경제서.
신국판 / 340쪽 / 12,000원

바이오혁명 이주영 지음
21세기 국가간 경쟁부문으로 새로이 떠오르고 있는 바이오혁명에 관한 기초지식을 언론사에 몸담고 있는 현직 기자가 아주 쉽게 해설해 놓은 바이오 가이드서. 바이오 관련 용어 해설 수록.
신국판 / 328쪽 / 12,000원

성공하는 사람들의 자기혁신 경영기술 채수명 지음
자기 계발을 통한 신지식 자기경영마인드를 갖추어야 한다는 전제 아래 그 방법을 자세하게 알려주는 자기계발 지침서.
신국판 / 344쪽 / 12,000원

CFO 교텐 토요오 · 타하라 오키시 지음 / 민병수 옮김
일반인들에게 생소한 용어인 CFO, 즉 최고 재무책임자의 역할이 지금까지와는 완전히 달라져야 한다. 기업을 이끌어가는 새로운 키잡이로서의 CFO의 역할, 위상 등을 일본의 기업을 중심으로 하여 알아보고 바람직한 방향을 제시한다.
신국판 / 312쪽 / 12,000원

네트워크시대 네트워크마케팅 임동학 지음
학력, 사회적 지위 등에 관계 없이 자신이 노력한 만큼 돈을 벌 수 있는 네트워크마케팅에 관해 알려주는 안내서.
신국판 / 376쪽 / 12,000원

성공리더의 7가지 조건
다이앤 트레이시 · 윌리엄 모건 지음 / 지창영 옮김
개인과 팀, 조직관계의 개선을 위한 방향제시 및 실천을 위한 안내자 역할을 해주는 책. 현장에서 활용할 수 있는 실용서.
신국판 / 360쪽 / 13,000원

김종결의 성공창업 김종결 지음
누구나 창업을 할 수는 있지만 아무나 돈을 버는 것은 아니다라는 전제 아래 중견 연기자이면서, 음식점 사장님으로 성공한 탤런트 김종결의 성공비결을 통해 창업전략과 성공전략을 제시한다.
신국판 / 340쪽 / 12,000원

최적의 타이밍에 내 집 마련하는 기술 이원재 지음
부동산을 통한 재테크의 첫걸음 '내 집 마련'의 결정판. 체계적이고 한눈에 쏙 들어 오는 '내 집 장만 과정'을 쉽게 풀어놓은 부동산재테크서. 신국판 / 248쪽 / 10,500원

컨설팅 세일즈 *Consulting sales* 임동학 지음
발로 뛰는 영업이 아니라 머리로 하는 영업이 절실히 요구되는 시대 상황에 맞추어 고객지향의 세일즈, 과제해결 세일즈, 구매자와 공급자 간에 서로 만족하는 세일즈법 제시.
대국전판 / 336쪽 / 13,000원

연봉 10억 만들기 김농주 지음
연봉으로 말해지는 임금을 재테크 하여 부자가 될 수 있는 방법 제시. 고액의 연봉을 받기 위해서 개인이 갖추어야 할 실무적 능력, 태도, 마음가짐, 재테크 수단 등을 각 주제에 따라 구체적으

로 제시함으로써 부자를 꿈꾸는 사람들이 그 희망을 이룰 수 있게 해준다. 국판 / 216쪽 / 10,000원

주5일제 근무에 따른 한국형 주말창업 최효진 지음
우리나라 실정에 맞는 주말창업 아이템의 제시 및 창업시 필요한 정보를 얻을 수 있는 곳, 주의해야 할 점, 실전 인터넷 쇼핑몰 창업, 표준사업계획서 등을 수록하여 지금 당장이라도 내 사업을 할 수 있게 해주는 창업 길라잡이서.
신국판 변형 양장본 / 216쪽 / 10,000원

돈 되는 땅 돈 안되는 땅 김영준 지음
부동산 틈새시장에서 성공하는 투자 노하우를 신행정수도 예정지 및 고속철도 역세권 등 투자 유망지역을 중심으로 완벽하게 수록해 놓은 부동산 재테크서. 신국판 / 320쪽 / 13,000원

돈 버는 회사로 만들 수 있는 109가지
다카하시 도시노리 지음 / 민병수 옮김
회사경영에서 경영자가 꼭 알아야 할 기본 사항 수록. 내용이 항목별로 정리되어 있어 원하는 자료를 바로 찾아 볼 수 있는 것이 최대의 장점. 이 책을 통해서 불필요한 군살을 빼고 강한 근육질을 가진 돈 버는 회사를 만들어 보자. 신국판 / 344쪽 / 13,000원

프로는 디테일에 강하다 김미현 지음
탄탄하게 자리를 잡은 15군데 중소기업의 여성 CEO들이 회사를 운영하면서 겪은 어려움, 기쁨 등을 자서전 형식을 빌어 솔직담백하게 얘기했다. 예비 창업자들을 위한 조언, 경영 철학, 성공 요인도 담고 있어 창업을 준비하는 사람들에게 도움이 될 것이다. 신국판 / 248쪽 / 9,000원

머니투데이 송복규 기자의 부동산으로 주머니돈 100배 만들기 송복규 지음
재테크 수단으로 새롭게 각광 받고 있는 부동산을 이용한 재산 증식 방법 수록. 부동산 재료별 특성에 따른 맞춤 투자전략을 제시하고 알아두면 편리한 부동산 상식도 알려준다. 현직 전문 기자의 예리한 분석과 최신 정보가 담겨 있는 부동산재테크 가이드서. 신국판 / 328쪽 / 13,000원

성공하는 슈퍼마켓&편의점 창업 나명환 지음
슈퍼마켓이나 편의점을 창업하려고 하는 사람들을 위한 창업 가이드서. 어느 위치에 얼마만한 크기로, 어떤 상품을 갖추고 어떤 마인드로 창업하고 영업해야 대형할인점과의 경쟁에서 살아남을 수 있는지 등을 저자의 실제 경험과 통계, 전문가들의 의견을 바탕으로 상세하게 소개. 4×6배판 변형 / 500쪽 / 28,000원

대한민국 성공 재테크 부동산 펀드와 리츠로 승부하라 김영준 지음
새로운 재테크 수단으로 세간의 관심을 모으고 있는 부동산 펀드와 리츠에 관한 투자 안내서. 리스크 없이 투자에 성공하기 위해서 알아두어야 할 주의사항, 펀드 및 리츠 관련 상품 설명, 실제로 투자되고 있는 물건을 수록하여 책을 통해서 실전 투자감각을 익힐 수 있게 하였다. 신국판 / 256쪽 / 12,000원

마일리지 200% 활용하기 박성희 지음
우리 주변에는 마일리지와 관련 있는 다양한 카드가 있다. 신용카드로부터 시작하여 이동통신사의 멤버십 카드, 캐시백 카드, 각 업소의 스탬프 카드 등 다양한 종류의 카드가 각기 특성을 가지고 우리 생활 속에서 이용되고 있다. 잘 알고 활용하면 개인의 주머니 경제, 가계의 살림에 보탬이 되는 각종 마일리지에 관한 최신 정보를 한 권에 모아 놓았다. 이 책의 내용을 잘 활용하면 새는 돈을 알뜰살뜰 모으는 길이 보일 것이다.
국판 변형 / 200쪽 / 8,000원

주 식

개미군단 대박맞이 주식투자
홍성걸(한양증권 투자분석팀 팀장) 지음
초보에서 인터넷을 활용한 주식투자까지 필자의 현장에서의 경험을 바탕으로 한 주식 성공전략의 모든 정보 수록.
신국판 / 310쪽 / 9,500원

알고 하자! 돈 되는 주식투자 이길영 외 2명 공저

일본과 미국의 주식시장을 철저한 분석과 데이터화를 통해 한국 주식시장의 투자의 흐름을 파악함으로써 한국 주식시장에서의 확실한 성공전략 제시!! 신국판 / 388쪽 / 12,500원

항상 당하기만 하는 개미들의 매도·매수타이밍 999% 적중 노하우
강경무 지음
승부사를 꿈꾸며 와신상담하는 모든 이들에게 희망의 등불이 될 것을 확신하는 Jusicman이 주식시장에서 돈벌고 성공할 수 있는 비결 전격공개!! 신국판 / 336쪽 / 12,000원

부자 만들기 주식성공클리닉 이창희 지음
저자의 경험담을 섞어서 주식이란 무엇인가를 풀어서 써놓은 주식입문서. 초보자와 자신을 성찰해볼 기회를 가지려는 기존의 투자자를 위해 태어났다. 신국판 / 372쪽 / 11,500원

선물·옵션 이론과 실전매매 이창희 지음
선물과 옵션시장에서 일반인들이 실패하는 원인을 분석하고, 반드시 지켜야 할 투자원칙에 따라 유형별로 실전 매매 테크닉을 터득함으로써 투자를 성공적으로 할 수 있게 한 지침서!!
신국판 / 372쪽 / 12,000원

너무나 쉬워 재미있는 주가차트 홍성무 지음
주식시장에서는 차트 분석을 통해 주가를 예측하는 투자자만이 주식투자에서 성공하므로 차트에서 급소를 신속, 정확하게 뽑아내 매매타이밍을 잡는 방법을 알려주는 주식투자 지침서.
4×6배판 / 216쪽 / 15,000원

역 학

역리종합 만세력 정도명 편저 / 신국판 / 532쪽 / 10,500원
작명대전 정보국 지음 / 신국판 / 460쪽 / 12,000원
하락이수 해설 이천교 편저 / 신국판 / 620쪽 / 27,000원
현대인의 창조적 관상과 수상
백운산 지음 / 신국판 / 344쪽 / 9,000원
대운용신영부적 정재원 지음 / 신국판 양장본 / 750쪽 / 39,000원
사주비결활용법 이세진 지음 / 신국판 / 392쪽 / 12,000원
컴퓨터세대를 위한 **新 성명학대전**
박용찬 지음 / 신국판 / 388쪽 / 11,000원
길흉화복 꿈풀이 비법 백운산 지음 / 신국판 / 410쪽 / 12,000원
새천년 작명컨설팅 정재원 지음 / 신국판 / 492쪽 / 13,900원
백운산의 신세대 궁합 백운산 지음 / 신국판 / 304쪽 / 9,500원
동자삼 작명학 남시모 지음 / 신국판 / 496쪽 / 15,000원
구성학의 기초 문길여 지음 / 신국판 / 412쪽 / 12,000원

법률 일반

여성을 위한 성범죄 법률상식 조명원(변호사) 지음
성희롱에서 성폭력범죄까지 여성이었기 때문에 특히 말 못하고 당해야만 했던 이 땅의 여성들을 위한 성범죄 법률상식서. 사례별 법적 대응방법 제시. 신국판 / 248쪽 / 8,000원

아파트 난방비 75% 절감방법 고영근 지음
예비역 공군소장이 잘못 부과된 아파트 난방비를 최고 75%까지 줄일 수 있는 방법을 구체적인 법적 근거를 토대로 작성한 아파트 난방비 절감방법 제시. 신국판 / 238쪽 / 8,000원

일반인이 꼭 알아야 할 절세전략 173선 최성호(공인회계사) 지음
세법을 제대로 알면 돈이 보인다. 현직 공인중계사가 알려주는 합법적으로 세금을 덜 내고 돈을 버는 절세전략의 모든 것!
신국판 / 392쪽 / 12,000원

변호사와 함께하는 부동산 경매 최환주(변호사) 지음
새 상가건물임대차보호법에 따른 권리분석과 채무자나 세입자의 권리방어기법은 제시한다. 또한 새 민사집행법에 따른 각 사례별 해설도 수록. 신국판 / 404쪽 / 13,000원

혼자서 쉽고 빠르게 할 수 있는 소액재판 김재용·김종철 공저
나홀로 소액재판을 할 수 있도록 소장작성에서 판결까지의 실제 재판과정을 상세하게 수록하여 이 책 한 권이면 모든 것을 완벽하게 해결할 수 있다. 신국판 / 312쪽 / 9,500원

"술 한 잔 사겠다"는 말에서 찾아보는 채권·채무 변환철(변호사) 지음
일반인들이 꼭 알아야 할 채권·채무에 관한 법률 사항을 빠짐없이 수록. 신국판 / 408쪽 / 13,000원

알기쉬운 부동산 세무 길라잡이 이건우(세무서 재산계장) 지음
부동산에 관련된 모든 세금을 알기 쉽게 단계별로 해설. 합리적이고 탈세가 아닌 적법한 절세법 제시. 신국판 / 400쪽 / 13,000원

알기쉬운 어음, 수표 길라잡이 변환철(변호사) 지음
어음, 수표의 발행에서부터 도난 또는 분실한 경우의 공시최고와 제권판결에 이르기까지 어음, 수표 관련 법률사항을 쉽고도 상세하게 압축해 놓은 생활법률서. 신국판 / 328쪽 / 11,000원

제조물책임법 강동근(변호사)·윤종성(검사) 공저
제품의 설계, 제조, 표시상의 결함으로 소비자가 피해를 입었을 때 제조업자가 배상책임을 져야 하는 제조물책임 시대를 맞아 제조업자가 갖춰야 할 법률적 지식을 조목조목 설명해 놓은 법률서. 신국판 / 368쪽 / 13,000원

알기 쉬운 주5일근무에 따른 임금·연봉제 실무
문강분(공인노무사) 지음
최근의 행정해석과 판례를 중심으로 임금관련 문제를 정리하고 기업에서 관심이 많은 연봉제 및 성과배분제, 비정규직문제, 여성근로자문제 등의 이슈들과 주40시간제 법개정, 퇴직연금제 도입 등 최근의 법·시행령 개정사항을 모두 수록한 임금·연봉제실무 지침서. 4×6배판 변형 / 544쪽 / 35,000원

변호사 없이 당당히 이길 수 있는 형사소송 김대환 지음
우리 생활과 함께 숨쉬는 형사법 서식을 구체적인 사례와 함께 소개. 내 손으로 간결하고 명확한 고소장·항소장·상고장 등 형사소송서식을 작성할 수 있다. 형사소송 관련 서식 CD 수록.
신국판 / 304쪽 / 13,000원

변호사 없이 당당히 이길 수 있는 민사소송 김대환 지음
민사, 호적과 가사를 포함한 생활과 밀접한 관련이 있는 생활법률 전반을 보통 사람들이 가장 궁금해하는 내용을 위주로 하여 사례를 들어가며 아주 쉽게 풀어놓은 민사 실무서.
신국판 / 412쪽 / 14,500원

혼자서 해결할 수 있는 교통사고 Q&A 조명원(변호사) 지음
현실에서 본인이 아무리 원하지 않더라도 운명처럼 누구에게나 닥칠 수 있는 교통사고 문제를 사례, 각급 법원의 주요 판례와 함께 정리하여 일반인들도 쉽게 이해할 수 있도록 내용 구성.
신국판 / 336쪽 / 12,000원

생활법률

부동산 생활법률의 기본지식
대한법률연구회 지음 / 김원중(변호사) 감수
신국판 / 480쪽 / 12,000원

고소장·내용증명 생활법률의 기본지식
하태웅(변호사) 지음 / 신국판 / 440쪽 / 12,000원

노동 관련 생활법률의 기본지식
남동회(공인노무사) 지음 / 신국판 / 528쪽 / 14,000원

외국인 근로자 생활법률의 기본지식
남동회(공인노무사) 지음 / 신국판 / 400쪽 / 12,000원

계약작성 생활법률의 기본지식
이상도(변호사) 지음 / 신국판 / 560쪽 / 14,500원

지적재산 생활법률의 기본지식
이상도(변호사) · 조의제(변리사) 공저 / 신국판 / 496쪽 / 14,000원

부당노동행위와 부당해고 생활법률의 기본지식
박영수(공인노무사) 지음 / 신국판 / 432쪽 / 14,000원

주택 · 상가임대차 생활법률의 기본지식
김운용(변호사) 지음 / 신국판 / 480쪽 / 14,000원

하도급거래 생활법률의 기본지식
김진흥(변호사) 지음 / 신국판 / 440쪽 / 14,000원

이혼소송과 재산분할 생활법률의 기본지식
박동섭(변호사) 지음 / 신국판 / 460쪽 / 14,000원

부동산등기 생활법률의 기본지식
정상태(법무사) 지음 / 신국판 / 456쪽 / 14,000원

기업경영 생활법률의 기본지식
안동섭(단국대 교수) 지음 / 신국판 / 466쪽 / 14,000원

교통사고 생활법률의 기본지식
박정무(변호사) · 전병찬 공저 / 신국판 / 480쪽 / 14,000원

소송서식 생활법률의 기본지식
김대환 지음 / 신국판 / 480쪽 / 14,000원

호적 · 가사소송 생활법률의 기본지식
정주수(법무사) 지음 / 신국판 / 516쪽 / 14,000원

상속과 세금 생활법률의 기본지식
박동섭(변호사) 지음 / 신국판 / 480쪽 / 14,000원

담보 · 보증 생활법률의 기본지식
류창호(법학박사) 지음 / 신국판 / 436쪽 / 14,000원

소비자보호 생활법률의 기본지식
김성천(법학박사) 지음 / 신국판 / 504쪽 / 15,000원

판결 · 공정증서 생활법률의 기본지식
정상태(법무사) 지음 / 신국판 / 312쪽 / 13,000원

처 세

성공적인 삶을 추구하는 여성들에게 우먼파워
조안 커너 · 모이라 레이너 공저 / 지창영 옮김
사회의 여성을 향한 냉대와 편견의 벽을 깨뜨리고 성공적인 삶을 이루려는 여성들이 갖추어야 할 자세 및 삶의 이정표 제시!!
신국판 / 352쪽 / 8,800원

聽 이익이 되는 말 話 손해가 되는 말
우메시마 미요 지음 / 정성호 옮김
직장이나 집안에서 언제나 주고받는 일상의 하찮은 말이 밑음으로써 내화의 참의미를 깨닫고 비즈니스를 성공적으로 이끌기 위한 대화술을 키우는 방법 제시!! 신국판 / 304쪽 / 9,000원

성공하는 사람들의 화술테크닉 민영욱 지음
개인간의 사적인 대화에서부터 대중을 위한 공적인 강연에 이르기까지 어떻게 말하고 어떻게 스피치를 할 것인가에 관한 지침서. 신국판 / 320쪽 / 9,500원

부자들의 생활습관 가난한 사람들의 생활습관
다케우치 야스오 지음 / 홍영의 옮김
경제학의 발상을 기본으로 하여 사람들이 살아가면서 생활에서 생각해 볼 수 있는 이익을 보는 생활습관과 손해를 보는 생활습관을 수록, 독자 자신에게 맞는 생활습관의 기본 전략을 설계할 수 있도록 제시. 신국판 / 320쪽 / 9,800원

코끼리 귀를 당긴 원숭이-히딩크식 창의력을 배우자
강충인 지음
코끼리와 원숭이의 우화를 히딩크의 창조적 경영기법과 리더십

에 대비하여 자기혁신, 기업혁신을 꾀하는 창의력 개발법을 제시. 신국판 / 208쪽 / 8,500원

성공하려면 유머와 위트로 무장하라 민영욱 지음
21세기에 들어 새로운 추세를 형성하고 있는 말 잘하기. 이러한 추세에 맞추어 현재 스피치 강사로 활약하고 있는 저자가 말을 잘하는 방법과 유머와 위트를 만들고 즐기는 방법을 제시한다.
신국판 / 292쪽 / 9,500원

등소평의 오뚝이전략 조창남 편저
중국 역사상 정치 · 경제 · 학문 등의 분야에서 최고 위치에 오른 리더들의 인재활용, 상황 극복법 등 처세 전략 · 전술을 통해 이 시대의 성공인으로 자리매김하는 해법 제시.
신국판 / 304쪽 / 9,500원

노무현 화술과 화법을 통한 이미지 변화 이현정 지음
현재 불교방송에서 활동하고 있는 이현정 아나운서의 화술 길라잡이서. 노무현 대통령의 독특한 화술과 화법을 통해 리더로서, 성공인으로서 갖추어야 할 화술 화법을 배우는 화술 실용서.
신국판 / 320쪽 / 10,000원

성공하는 사람들의 토론의 법칙 민영욱 지음
다양한 사람들의 다양한 욕구를 하나로 응집시키는 수단으로 등장하고 있는 토론에 관해 간단하고 쉽게 제시한 토론 길라잡이서. 신국판 / 280쪽 / 9,500원

사람은 칭찬을 먹고산다 민영욱 지음
현대에서 성공하는 사람으로 남기 위해서는 남을 칭찬할 줄도 알아야 한다. 성공하는 사람이 되기 위해서 알아야 할 칭찬 스피치의 기법, 특징 등을 실생활에 적용해 설명해놓은 성공처세 지침서. 신국판 / 268쪽 / 9,500원

사과의 기술 김농주 지음
미안하다는 말에 인색한 한국인들에게 "I sorry."가 성공을 위한 처세 기법으로 다가온다. 직장, 가정 등 다양한 환경에서 사과 한마디의 의미, 기능을 알아보고 효율성을 가진 사과가 되기 위해 갖추어야 할 조건을 제시한다.
신국판 변형 양장본 / 200쪽 / 10,000원

취업 경쟁력을 높여라 김농주 지음
각 기업별 특성 및 취업 정보 분석과 예비 취업자의 능력 개발, 자신의 적성에 맞는 직종과 직장 잡는 법을 상세하게 수록.
신국판 / 280쪽 / 12,000원

유비쿼터스시대의 블루오션 전략 최양진 지음
나날이 치열해지는 경쟁 환경 속에서 최후의 웃는 사람이 되기 위해서는 시대의 흐름에 빨리 적응하고, 정보를 신속하게 받아들이며, 남과는 다른 튀는 행동을 해야 한다고 저자는 주장한다. 유비쿼터스시대를 맞아 생존 경쟁에서 살아남는 지혜, 전략을 현실 점검을 바탕으로 세우는 방법 제시.
신국판 / 248쪽 / 10,000원

명 상

명상으로 얻는 깨달음 달라이 라마 지음 / 지창영 옮김
티베트의 정신적 지도자이자 실질적 지도자인 달라이 라마의 수많은 가르침 가운데 현대인에게 필요해지고 있는 인내에 대한 이야기. 국판 / 320쪽 / 9,000원

어 학

2진법 영어 이상도 지음
2진법 영어의 비결을 통해서 기존 영어학습 방법의 단점을 말끔히 해소시켜 주는 최초로 공개되는 고효율 영어학습 방법. 적은 시간을 투자하여 영어의 모든 것을 획기적으로 향상시킬 수 있는 비법을 제시한다. 4×6배판 변형 / 328쪽 / 13,000원

한 방으로 끝내는 영어 고제윤 지음
일상생활에서의 이야기를 바탕으로 하는 영어강의로 영어문법
은 재미없고 지루하다고 생각하는 이 땅의 모든 사람들의 상식
을 깨면서 학습 효과를 높이기 위한 공부방법을 제시하는 새로
운 영어학습서. 신국판 / 316쪽 / 9,800원

한 방으로 끝내는 영단어 김승엽 지음 / 김수경·카렌다 감수
일상생활에서 우리가 무심코 던지는 영어 한마디가 당신의 영어
수준을 드러낸다는 사실을 깨닫게 하는 영어 실용서. 풍부한 예
문을 통해 참영어를 배우겠다는 사람, 무역업이나 관광 안내업
에 종사하는 사람, 영어권 나라로 이민을 가려는 사람들에게 많
은 도움을 줄 것이다. 4×6배판 변형 / 236쪽 / 9,800원

해도해도 안 되던 영어회화 하루에 30분씩 90일이면 끝낸다
Carrot Korea 편집부 지음
온라인과 오프라인을 넘나들면서 영어학습자들의 각광을 받고
있는 린다의 현지 생활 영어 수록. 교과서에서 배울 수 없었던
생생한 실생활 영어를 90일 학습으로 모두 끝낼 수 있다.
4×6배판 변형 / 260쪽 / 11,000원

바로 활용할 수 있는 기초생활영어 김수경 지음
다양한 상황에 대처할 수 있도록 인사나 감정 표현, 전화나 교
통, 장소 및 기타 여러 사항에 관한 기초생활영어를 총망라.
신국판 / 240쪽 / 10,000원

바로 활용할 수 있는 비즈니스영어 김수경 지음
해외 출장시, 외국의 바이어 접견시 기본적으로 사용할 수 있는
상황별 센텐스를 수록하여 해외 출장 준비 및 외국 바이어 접견
을 완벽하게 끝낼 수 있게 했다. 신국판 / 252쪽 / 10,000원

생존영어55 홍일록 지음
살아 있는 영어를 익힐 수 있는 기회 제공. 반드시 알아야 할 핵
심 센텐스를 저자가 미국 현지에서 겪었던 황당한 사건들과 함
께 수록, 재미도 느낄 수 있다. 신국판 / 224쪽 / 8,500원

필수 여행영어회화 한현숙 지음
해외로 여행을 갔을 때 원어민에게 바로 통할 수 있는 발음 수
록. 자신 있고 당당한 자기 표현으로 즐거운 여행을 할 수 있도
록 손안의 가이드 역할을 해줄 것이다.
4×6판 변형 / 328쪽 / 7,000원

필수 여행일어회화 윤영자 지음
가깝고도 먼 나라라고 흔히 말해지는 일본을 제대로 알기 위해
노력하는 사람들에게 손안의 가이드 역할을 하는 실전 일어회화
집. 일어 초보자들을 위한 한글 발음 표기 및 필수 단어 수록.
4×6판 변형 / 264쪽 / 6,500원

필수 여행중국어회화 이은진 지음
중국에서의 생활이나 여행에 꼭 필요한 상황별 회화, 반드시 알
아야 할 1500여 개의 단어에 한자병음과 우리말 표기를 원음에
가깝게 달아 놓았으므로 든든한 도우미가 되어 줄 것이다.
4×6판 변형 / 256쪽 / 7,000원

영어로 배우는 중국어 김승엽 지음
중국으로 여행을 가거나 출장을 가는 사람들이 알아두어야 할
기초 생활 회화와 여행 회화를 영어, 중국어 동시에 익힐 수 있
게 내용을 구성. 신국판 / 216쪽 / 9,000원

필수 여행스페인어회화 유연창 지음
은행, 병원, 교통 수단 이용하기 등 외국에서 직접적으로 맞닥뜨
리게 되는 상황을 설정하여 바로바로 도움을 받을 수 있게 간단
한 회화를 한글 발음 표기와 같이 수록하여 손안의 도우미 역할
을 해줄 것이다. 4×6판 변형 / 288쪽 / 7,000원

바로 활용할 수 있는 홈스테이 영어 김형주 지음
일반 가정생활, 학교생활에서 꼭 알아야 할 상황별 회화·문
법·단어를 수록, 유학생활 동안 원어민 가족과 살면서 영어를
좀더 쉽게 배울 수 있도록 알려주는 안내서.
신국판 / 184쪽 / 9,000원

수열이의 브라질 축구 탐방 삼바 축구, 그들은 강하다 이수열 지음
축구에 대한 관심만으로 각 나라의 축구팀, 특히 브라질 축구팀
에 애정을 가지고 브라질 축구팀의 전력 및 각 선수들의 장단점
을 나름대로 분석하고 연구하여 자신의 의견을 피력하고 있는
축구 길라잡이서. 신국판 / 280쪽 / 8,500원

마라톤, 그 아름다운 도전을 향하여
빌 로저스·프리실라 웰치·조 헨더슨 공저
오인환 감수 / 지창영 옮김
마라톤에 입문하고자 하는 초보 주자들을 위한 마라톤 가이드
서. 올바르게 달리는 법, 음식 조절법, 달리기 전 준비운동, 주자
에게 맞는 프로그램 짜기, 부상 예방법을 상세하게 설명하고 있
다. 4×6배판 / 320쪽 / 15,000원

퍼팅 메커닉 이근택 지음
감각에 의존하는 기존 방식의 퍼팅은 이제 그만!!
저자 특유의 과학적 이론을 신체근육 운동학에 접목시켜 몸의
무리를 최소한으로 덜고 최대한의 정확성과 거리감을 갖게 하는
새로운 퍼팅 메커닉 북. 4×6배판 변형 / 192쪽 / 18,000원

아마골프 가이드 정영호 지음
골프를 처음 시작하는 모든 아마추어 골퍼를 위해 보다 쉽고 빠
르게 이해할 수 있도록 내용이 구성된 아마골프 레슨 프로그램
서. 4×6배판 변형 / 216쪽 / 12,000원

인라인스케이팅 100%즐기기 임미숙 지음
레저 문화에 새로운 강자로 자리매김하고 있는 인라인 스케이팅
을 안전하고 재미있게 즐길 수 있도록 알려주는 인라인 스케이
팅 지침서. 각단계별 동작을 한눈에 알아볼 수 있도록 세부 동작
별 일러스트 수록. 4×6배판 변형 / 172쪽 / 11,000원

배스낚시 테크닉 이종건 지음
현재 한국배스스쿨에서 강사로 활약하고 있는 아마추어 배스 낚
시꾼이 중급 수준의 배스 낚시꾼들이 자신의 실력을 한 단계 업
그레이드 시킬 수 있도록 루어의 활용, 응용법 등을 상세하게 해
설. 4×6배판 / 440쪽 / 20,000원

나도 디지털 전문가 될 수 있다!!! 이승훈 지음
깜찍한 디자인과 간편하게 휴대할 수 있다는 장점 때문에 새로
운 생활필수품으로 자리를 잡아가고 있는 디카·디캠을 짧은 시
간 안에 쉽게 배울 수 있도록 해놓은 초보자를 위한 디카·디캠
길라잡이서. 4×6배판 / 320쪽 / 19,200원

스키 100% 즐기기 김동환 지음
스키 인구의 확산 추세에 따라 스키의 기초 이론 및 기본 동작부
터 상급의 기술까지 단계별 동작을 전문가의 동작사진을 곁들여
내용 구성. 4×6배판 변형 / 184쪽 / 12,000원

태권도 총론 하웅의 지음
우리의 국기 태권도에 관한 실용 이론서. 지도자가 알아야 할 사
항, 태권도장 운영이론, 응급처치법 및 태권도 경기규칙 등 필수
내용만 수록. 4×6배판 / 288쪽 / 15,000원

건강하고 아름다운 동양란 기르기 난마을 지음
동양란 재배의 첫걸음부터 전시회 출품까지 동양란의 모든 것
수록. 동양란의 구조·특징·종류·감상법, 꽃대 관리·꽃 피우
기·발색 요령 등 건강하고 아름다운 동양란 만들기로 구성.
4×6배판 변형 / 184쪽 / 12,000원

수영 100% 즐기기 김종만 지음
물 적응하기부터 수영용품, 수영과 건강, 응용수영 및 고급 수영
기술에 이르기까지 주옥 같은 수중촬영 연속사진으로 자세히 설
명해 주는 수영기법 Q&A. 4×6배판 변형 / 248쪽 / 13,000원

애완견114 황양원 엮음
애완견 길들이기, 애완견의 먹거리, 멋진 애완견 만들기, 애완견
의 질병 예방과 건강, 애완견의 임신과 출산, 애완견에 대한 기
타 관리 등 애완견을 기를 때 반드시 알아야 할 내용 수록.
4×6배판 변형 / 228쪽 / 13,000원

건강을 위한 웰빙 걷기 이강옥 지음

건강 운동으로서 많은 사람들의 관심을 모으고 있는 걷기운동을 상세하게 설명. 걷기시 필요한 장비, 올바른 걷기 자세를 설명하고 고혈압·당뇨병·비만증·골다공증 등 성인병과 관련해 걷기운동을 했을 때 얻을 수 있는 효과를 수록하여 성인병을 예방하고 치료할 수 있도록 하였다. 대국전판 / 280쪽 / 10,000원

우리 땅 우리 문화가 살아 숨쉬는 옛터 이형권 지음
우리나라에서 가장 가보고 싶은 역사의 현장 19곳을 선정, 그 터에 어린 조상의 숨결과 역사적 증언을 만날 수 있는 시간 제공. 맛있는 집, 찾아가는 길, 꼭 가봐야 할 유적지 등 핵심 내용 선별 수록. 대국전판 올컬러 / 208쪽 / 9,500원

아름다운 산사 이형권 지음
우리나라의 대표적인 산사를 찾아 계절 따라 산사가 주는 이미지, 산사가 안고 있는 역사적 의미를 되새겨 본다. 동시에 산사를 찾음으로써 생활에 찌든 현대인들이 삶의 활력을 되찾는 시간을 갖게 한다. 대국전판 올컬러 / 208쪽 / 9,500원

골프 100타 깨기 김준모 지음
읽고 따라 하기만 해도 100타를 깰 수 있는 골프의 전략·전술의 비법 공개. 뛰어난 골프 실력은 올바른 그립과 어드레스에서 비롯됨을 강조한 초보자를 위한 실전 골프 지침서.
4×6배판 변형 / 136쪽 / 10,000원

쉽고 즐겁게! 신나게! 배우는 재즈댄스 최재선 지음
몸치인 사람도 쉽게 따라 하고 배우는 재즈댄스 안내서. 이 책에 실려 있는 기본 동작을 익혀 재즈댄스를 하면 생활 속의 긴장과 스트레스를 털어버리고 활력을 되찾을 수 있으며, 다이어트 효과도 얻을 수 있다. 4×6배판 변형 / 200쪽 / 12,000원

맛과 멋이 있는 낭만의 카페 박성찬 지음
가족끼리, 연인끼리 추억을 만들고 행복한 시간을 보낼 수 있는 서울 근교의 카페를 엄선하여 소개. 카페에 대한 인상 및 기본 정보, 인근 볼거리 등도 함께 수록하여 손안의 인터넷 정보서가 될 수 있게 했다. 대국전판 올컬러 / 168쪽 / 9,900원

한국의 숨어 있는 아름다운 풍경 이종원 지음
우리 나라의 숨어 있는 아름다운 풍경을 찾아 소개하는 여행서. 저자의 여행 감상과 먹거리, 볼거리, 사람 사는 이야기가 담겨 있어 안내서라기보다는 답사기라고 할 수 있다. 서정과 사진이 풍부하게 담겨 있는 그곳에 가고 싶다 시리즈 4
번째 책.
대국전판 올컬러 / 208쪽 / 9,900원

사람이 있고 자연이 있는 아름다운 명산 박기성 지음
산을 좋아하는 사람들을 위한 산 안내서. 한번쯤 가보면 좋을 산을 엄선하여 그 산이 갖는 매력을 서정성 짙은 글로 풀어 놓았다. 가는 방법과 둘러 보아야 할 곳도 덤으로 설명.
대국전판 올컬러 / 176쪽 / 12,000원

마음의 고향을 찾아가는 여행 포구 김인자 지음
일상 생활에서 벗어나고 싶다면 우리 국토의 진정한 아름다움을 느끼게 해주는 포구로 가보자. 그 곳에서 사람냄새, 자연이 어우러진 역동성에 삶의 의욕을 되찾을 수 있을 것이다. 시인이자 여행가인 김인자 님이 소개하는 가볼 만하 대표적인 포구 20곳 수록. 볼거리, 먹거리와 함께 서정성 넘치는 글로 포구의 낭만, 삶의 현장을 소개. 대국전판 올컬러 / 224쪽 / 14,000원

골프 90타 깨기 김광섭 지음
90타를 깨고 싱글로 진입할 수 있게 해주는 실전 골프 테크닉서. 스트레칭, 세트 업, 드라이버 스윙, 샷, 어프로치, 퍼팅, 벙커샷 등의 스윙 원리를 요점을 짚어 정리해 놓았으므로 골퍼 자신의 잘못된 스윙을 바로잡는데 많은 도움이 될 것이다. 또한 연습장에서 스윙 연습을 하는 방법도 수록해 골프의 재미를 한층 더 배가시켜 즐길 수 있게 하였다. 4×6배판 변형 / 148쪽 / 11,000원

생명이 살아 숨쉬는 한국의 아름다운 강 민병준 지음
물놀이를 하는 아이들, 재첩을 잡는 사람들, 두물머리에 서 있는 연인들. 이 모습은 우리 나라의 강변에서 볼 수 있는 정겨운 장면이다. 우리 나라의 대표적인 강 15곳을 엄선하여 찾아가는 법, 먹거리, 잘 곳을 함께 수록. 또한 강과 연관 있는 인근의 볼거리를 수록하여 가족이나 연인 사이에는 추억을 만들고, 자녀와는 역사공부도 할 수 있게 내용을 아기자기 하게 꾸민 강 여

행서. 대국전판 올컬러 / 168쪽 / 12,000원

틈나는 대로 세계여행 김재관 지음
다른 나라를 알고 다른 문화를 알고자 하는 노력은 결국 내 자신의 정신세계를 풍요롭게 하는 일이다. 그리고 여행이 정신세계를 풍요롭게 하는데 좋은 도구가 될 수 있다. 이 책에는 도전과 모험을 꿈꾸는 사람이라면 한 번은 가보아야 할 세계의 오지에 대한 이야기가 실려 있다. 저자가 엄선한 28개국의 오지에 대한 감상, 교통편, 알아두면 편리한 상식 등이 수록되어 있으므로 여행지에 대한 사전 지식을 쌓는데 많은 도움이 될 것이다.
4×6배판변형 올컬러 / 368쪽 / 20,000원

KLPGA 최여진 프로의 센스 골프 최여진 지음
KLPGA 출신 처음으로 쓴 골프 길라잡이. 신체 조건이나 골프채의 길이 또는 무게, 스윙 등 기초에서부터 기술적인 부분까지 미세하게 다른, 그동안 필자가 골프를 하면서 여성으로서 느꼈던 애로사항과 노하우를 담아 모든 골프 마니아들에게 실질적인 도움을 주고 스코어를 줄일 수 있는 해답을 찾게 해줄 것이다.
4×6배판변형 올컬러 / 192쪽 / 13,900원

해양스포츠 카이트보딩 김남용 편저
국내 유일의 카이트보딩 자격증 소지자가 소개하는 국내 최초의 카이트보딩 안내서. 친절한 안내와 기술 향상을 위한 지식을 담고 있어 초보자에서 마니아에 이르기까지 훌륭한 동반자가 되어 줄 것이다. 신국판 올컬러 / 152쪽 / 18,000원

저분자 수용성 키토산의 파워

암을 다스리는
기적의 치유법

2005년 11월 15일 제1판 1쇄 발행

감수자/케이 세이헤이
지은이/카와키 나리카즈
옮긴이/민병수
펴낸이/강선희
펴낸곳/가림출판사

등록/1992. 10. 6. 제4-191호
주소/서울시 광진구 구의동 57-71 부원빌딩 4층
대표전화/458-6451　팩스/458-6450
홈페이지 http://www.galim.co.kr
e-mail galim@galim.co.kr

값 9,000원

ⓒ 가림출판사, 2005. Printed in Korea

무단 복제 · 전재를 절대 금합니다.

ISBN 89-7895-217-8 -13510

가림출판사 · 가림M&B · 가림Let's의 홈페이지(http://www.galim.co.kr)에 들어오시면 가림출판사 · 가림M&B · 가림Let's의 신간도서 및 출간 예정 도서를 포함한 모든 책들을 만나실 수 있습니다.
온라인 서점을 통하여 직접 도서 구입도 하실 수 있으며 가림 홈페이지 내에서 전국 대형 서점들의 사이트에 링크하시어 종합 신간 안내 및 각종 도서 정보, 책과 관련된 문화 정보를 받아보실 수 있습니다.
또한 홈페이지 방문시 회원으로 가입하시면 신간 안내 자료를 보내드립니다.

**자비 출판 안내

다양한 취향과 개성이 표출되면서 출판 분야 또한 다양화되고 소량화되어 갑니다. 가히 다품종 소량 출판의 시대라 할 수 있습니다.

가림출판사에서는 숨은 원고를 발굴하여 세상에 선보이고자 하는 취지로 주문형 출판을 해 드립니다. 아끼는 원고를 책으로 만드시려면 저희 가림출판사에 문의하시기 바랍니다. 20년 이상의 출판 경험을 활용하여 적절한 가격으로 귀하의 품위를 지켜 드립니다.
자비 출판이란 저자가 제작 비용을 부담하고 출판사가 제작과 사후 관리를 담당하는 시스템입니다. 다음과 같은 부대 사항을 당사에서 대행해 드립니다.

- 원고를 책으로 제작
- 출판등록과 국제 문헌번호(ISBN) 부여
- 대한출판문화협회에 납본
- 판권 보장
- 당사 거래 전국 서점에 유통 및 관리

자세한 내용은 저희 출판사로 문의해 주시기 바랍니다.

TEL : 02 - 458 - 6451　　　　FAX : 02 - 458 - 6450
홈페이지:http://www.galim.co.kr　　E-mail : galim@galim.co.kr

책이름 : ________________________________

성명 : ________________ 남/여   나이 : ________

주소 : ________________   전화 : ________________

병명 : • 위암 • 간암 • 폐암 • 대장암 • 방광암 • 백혈병 • 임파선

　　　• 자궁암 • 유방암 • 췌장암 • 기타(상세 기재 요망)

____

책 구입처 : ________ 시 (군)　　　　서점

책 구입시기 : ________ 년　월　일

책 보신 후의 소감 :

▶ 키토산 정보 센터　무료 상담 전화 : 080 – 588 – 8898

대표 전화 : 02 – 588 – 8056

주소 : 서울특별시 서초구 서초 2동 1337-20 센추리 비즈니스 센터(302)

홈페이지:http://www. kitosan-kiku.com